The Gait Speaks

從步態看健康

全齡適用

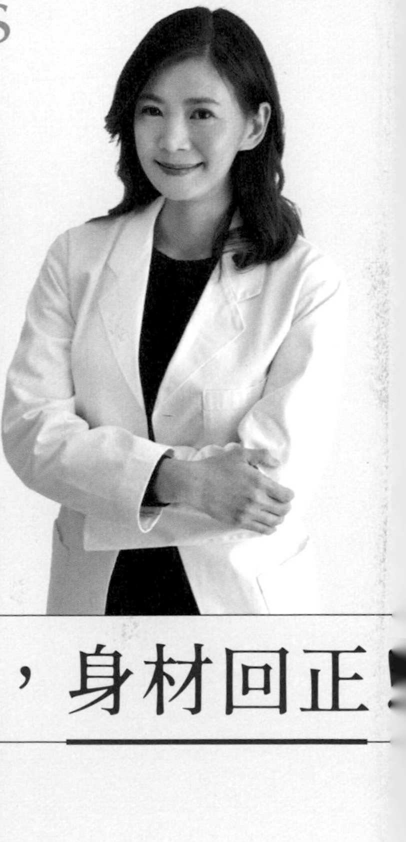

走對了，痠痛bye bye，身材回正！

美國、加拿大脊骨神經醫師・暢銷書作家

黃如玉——〔設計・示範〕

方舟文化

告別痠痛！走出活力、美麗新人生

逐步踏實——從靜態姿勢邁向動態平衡的健康之路

黃如玉

二〇〇七年的《體態，決定你的健康》（已絕版），是我的第一本書，也是許多人認識「脊骨神經醫學」的開始。

很開心，在過去這十年中，愈來愈多的人對於「體態」、「姿勢」有了更多的理解和關注，會開始注意自己的坐姿、站姿、睡姿、工作時的姿勢、玩手機的姿勢等，對於身為作者的我，真的是一大鼓舞。靜態的姿勢很重要，動態的姿勢更為重要。這一次《從步態看健康》，可以說是一個2.0的進化版，我想要提醒大家：除了注意靜態的姿勢之外，也別忘了我們每天都會做的動作——走路！

相信大家都覺得自己早就「會走路」了，但其實，「走路」並沒有我們想像中的那麼簡單。身體除了需要平衡、協調肌肉的力量、神經的訊息傳遞之外，還需要足弓、足底筋膜、適合的鞋款等各方面條件的配合。如果走路的方式不正確，穿的鞋款支撐性不足，或是常有痠痛問題影響著步態，都可能在不知不覺中衍生出長年的慢性發炎或變形而不自知。

想要好好的把「走路」這件事說清楚講明白，是這次出版《從步態看健康》最原始的初衷。當你走路時會痠、會痛，無論是腳底痛、腰痛、膝蓋痛，或是走路很重、很晃、很醜等問題，我們通通在書中一一的幫大家解答。

首先，你要先做一個簡單的小檢測，看看自己的步態是在「紅燈」、「黃燈」、「橘燈」還是「綠燈」。之後，從「脊骨神經醫學」的角度，我要提醒大家「走路」對健康有多麼深遠的影響，並分享我所經常常見的各種「錯誤步態」，相信許多人都會有類似的困擾。如果想要更深一步了解自己的步態狀況，可以和家人一起進行更為仔細的檢測。在第六章當中，會與大家分享十二大類因為「錯誤步態」所造成的疾病和疼痛，以及改善這些問題的方法。

當然，要讓影響步態的各組肌肉被有效的鍛鍊起來，還是要帶著大家做運動！因為做「對的運動」，正是保健骨骼、關節和肌肉的不二法門呀！我所設計的「三分鐘速感保健操」，都十分簡單容易上手，而且都是在家就可以進行的運動，只要跟著做一做、動一動，很快的你就會察覺到自己的變化！

最後，我整理出這幾年來讀者們經常會詢問的問題，做了一個總整理。無論是有關走路方式或是選擇鞋款，相信你們都可以在這些「常見問題」中找到解答。

出版一本書真的相當不容易，尤其要將「步態」這個很需要畫面的主題，用文字及圖片呈現給讀者們，更是一個艱難的任務。我很幸運也很感恩，能夠有一個團隊願意支持並陪伴我，一起完成這個夢想。我要特別感謝方舟文化的總編輯淑雯，非常有耐心與熱情的陪我突破許多困難與波折，始終堅持對於作品的要求。

當然，也要謝謝這十年來一直支持我的讀者們。從書中你們得到了幫助，而從你們的回饋裡，我感受到了愛與鼓勵，也是這份力量，我才能夠一直的寫下去。同時，我要謝謝家人的陪伴，包括我的父母親、姊姊們，還有我的先生，只有在你們的愛與包容裡，才有可能成就我和這本書。

最後，要謝謝天父上帝美好的帶領與賜下的智慧，願一切榮耀、頌讚、稱謝，都歸給至高的父神！

一場車禍，讓我比受傷之前更健康！

即便是受過傷的身體，只要用對方法，
也有機會成功康復，甚至比受傷之前的狀態更好。

經常有人會問我：

「黃醫師，妳都不會痠痛嗎？」

「妳痠痛不舒服的時候都怎麼辦？」

「妳看起來體態都很好，是怎麼辦到的？」

其實，我也跟大家一樣，經常腰痠背痛、肩頸疼痛，煮飯久了手也會累，走路走久了腿也會痠。不一樣的是，因為二十年前的一場車禍，讓這些痠痛更容易找上身。

當初，因為受傷而認識了「脊骨神經醫學」，也因此更深入的了解這門醫學的精髓與奧妙。直到今日，我的身體依舊留有「創傷記憶」，正因為自己懂得如何處理問題，我可以透過有效的方法，讓這些問題不要影響到生活作息或危及健康。

我的骨盆是被撞歪的。車禍當下，奇蹟似的沒有明顯外傷，但是在發生車禍的十年後，竟然從X光上發現了「脊柱側彎」，這是受傷當時沒有的。這樣的情況，顛覆了過去在學校課本裡所學的「脊柱側彎在青春期過後不會生成，惡化的可能性也極小」的理論。

這個在多年之間增生的新問題，加上車禍時其他種種的受傷，包括：

胸口肋骨當時被安全帶勒住，造成了長期的胸悶與心悸；

顳顎關節的錯位，帶來頭痛與咀嚼障礙、無法自然張嘴；

頸椎馬鞭式創傷衍生出肩頸疼痛、頭暈、耳悶、眼睛痠澀等……

正因為這些長年的疼痛，我完全能夠體會患者在不舒服的時候，身心所感受到的煎熬與無助。

很多讀者對於我可以細膩的描述一些難以形容的不舒服或是生活細節，覺得很詫異，老實說，許多內容其實就是我的親身經驗。

例如：

走路走一走，裙口就歪向某一側；

經常感到胸口悶住、呼吸短淺；

頸部疼痛，甚至影響睡眠；

頭暈、頭痛、耳悶、耳鳴；

走路容易晃來晃去，而且走不久就很累……

若不是親身體驗過，又怎麼能這麼鉅細靡遺的表達出這些感受呢？

這幾年，我經常受邀在節目上示範一些居家運動，教導大家用來改善生活中的各類痠痛問題。現場來賓或是主持人，經常會對於我的肌力或是柔軟度感到驚訝和讚嘆，而事實上，這是因為受傷後的我，如果沒有經常做伸展動作，身體就會不舒服；一旦沒有維持正確的站姿與步態，回到家之後，腰部和骨盆就會很痠。換句話說，我的「創傷記憶」強迫身體養成正確的習慣，漸漸的，肢體能伸展的角度愈來愈廣，柔軟度愈練愈好，骨盆周遭的肌力也能持續維持一定的力量，自然就可以保持良好的體態。

人體的肌肉有深有淺、有長有短，多數的人會因為某處發生疼痛或受傷，就順著身體自然的「代償反應」，改變了原本正確的用力習慣，漸漸養成姿勢和肌肉的錯誤慣性；我做的卻是從這些疼痛中，發展出更多有效的伸展活動，在第一時間減緩這些不舒服，不讓身體的代償反應出現來影響我的生活。當身體感覺不舒服的時候，我可以根據疼痛的位置，點出是哪一組肌肉所引發的疼痛，根據它的起始點和終止點，利用身體的槓桿來做伸展。

這麼做的附加好處，是讓身材勻稱，比例均勻。經常做伸展活動，配合簡單的肌力訓練，是讓身體維持平衡的最有效方式，當身體各類肌肉彼此協調時，身材就不會走樣。甚至有許多十年前就認識我的讀者，還覺得我愈活愈年輕，身材體態也愈來愈優雅，這都是那一場車禍的「後遺症」呢！

一場車禍，我學習到許多課本裡沒有教過的內容，也親身感受到許多難以形容的疼痛。這麼多年下來，我將改善的方法實驗在自己身上，透過書籍、演講、節目、網路、影片等管道分享給大家，我想要證明，即便是受過傷的身體，當我們結合了「脊骨神經醫學」的理論基礎與長年有效率的運動，不但可以恢復健康，甚至可以比受傷前更好。

英文有一句話：Everything happens for a reason. 意思是說：每一件事情的發生，都有它存在的意義。我深深的相信，這一場受傷，是上帝的祝福，要透過我過去二十年來的經驗，從身為患者直到變成醫者的過程，注入於《從步態看健康》一書，將更多的祝福傳遞給所有的讀者。

劉蕙琪　商周集團顧客運營處副總經理

過去，我不是個很愛走路的人，因為總是走不了多久，小腿、腳底和腰就會覺得很痠。自從用了黃醫師建議的客製化矯正型鞋墊後，我才知道走路其實可以很舒服，不但步伐變得輕盈，身體的疼痛也改善非常多。現在，我們全家只要有痠痛的問題就是找黃醫師，對於改善姿勢、舒緩疼痛都非常有幫助。

張清風　海洋大學校長

由於長年公務繁忙，腰痠背痛的老毛病總是醫不好。在嘗試黃醫師的調整以及聽從黃醫師的建議後，我努力改變走路姿勢，並且搭配一些簡單的運動，現在疼痛改善非常多，已經很長一段時間沒有再復發，睡眠品質也變好，坐長程的飛機再也不用擔心了。

孫藍天　前海洋大學海洋生物研究所副教授

曾經因為穿了不當的矯正鞋墊，造成嚴重的全身痠痛和腳底疼痛，到處看了許多醫生都毫無幫助，日日疼痛難耐、舉步維艱。其實當時很灰心，感謝上帝，找到黃醫師之後，很神奇地，靠著每週固定的體態調整，依循運動處方加強肌力，加上每天的走路和伸展，以及矯正鞋墊的幫助，我竟然可以不痛了，甚至可以出國遊玩！我深刻體驗到：當你找到適合的方法，只要長期的堅持與實踐，時間會給你回饋的。希望我的見證，可以帶給你信心與鼓勵。只要方法對了，長期努力為之，最終一定可以遠離疼痛、重獲健康，嘗到甜美的果實。

Contents

第3章 這樣走路很有事——十大常見錯誤步態 039

第4章

第5章

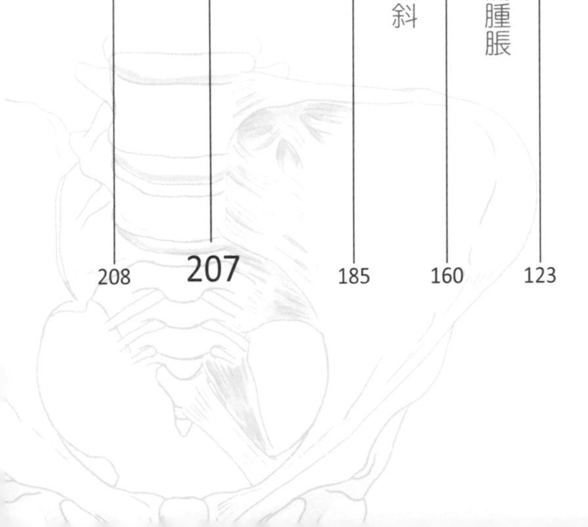

第8章

Q&A

常見步態問題Q&A
矯正、運動、機能鞋的大眾迷思全解析

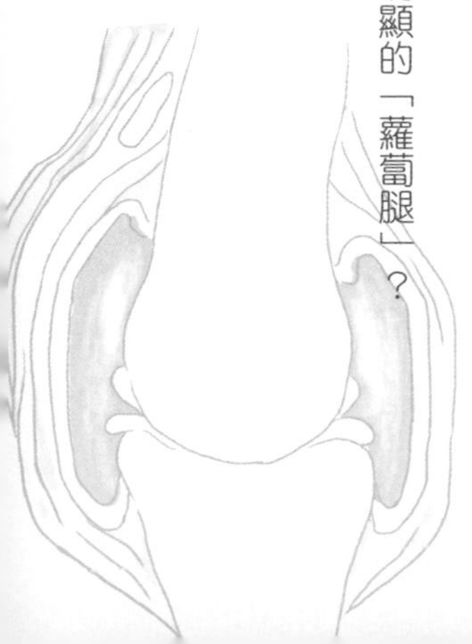

你的走路方式正確嗎？先來做個小測試：

- [ ] 腳會被鞋子磨到紅紅腫腫的，甚至磨到破皮
(5) 總是會 (4) 經常會 (3) 偶而會
(2) 曾經發生過一、兩次，現在不會了 (1) 從來不會

- [ ] 鞋底兩邊的磨損程度不一致
(5) 總是會 (4) 經常會 (3) 偶而會
(2) 曾經發生過一、兩次，現在不會了 (1) 從來不會

- [ ] 男性：走路時 T 恤會歪向一邊 / 女性：某一邊的內衣肩帶很容易滑落下來
(5) 總是會 (4) 經常會 (3) 偶而會
(2) 曾經發生過一、兩次，現在不會了 (1) 從來不會

- [ ] 特定一隻腳的褲管容易被踩髒或踩破
(5) 總是會 (4) 經常會 (3) 偶而會
(2) 曾經發生過一、兩次，現在不會了 (1) 從來不會

- [ ] 走著走著襯衫就掉出褲子或裙子外
(5) 總是會 (4) 經常會 (3) 偶而會
(2) 曾經發生過一、兩次，現在不會了 (1) 從來不會

- [ ] 喜歡一邊走路一邊低頭滑手機
(5) 總是會 (4) 經常會 (3) 偶而會
(2) 曾經發生過一、兩次，現在不會了 (1) 從來不會

- [ ] 男性：常把皮夾塞在褲子後方的口袋 / 女性：坐著時常翹腳
(5) 總是會 (4) 經常會 (3) 偶而會
(2) 曾經發生過一、兩次，現在不會了 (1) 從來不會

- [ ] 起床時經常感覺身體很僵硬
(5) 總是會 (4) 經常會 (3) 偶而會
(2) 曾經發生過一、兩次，現在不會了 (1) 從來不會

- [ ] 走路時臀部會扭來扭去
(5) 總是會 (4) 經常會 (3) 偶而會
(2) 曾經發生過一、兩次，現在不會了 (1) 從來不會

- [ ] 走路時會駝背
(5) 總是會 (4) 經常會 (3) 偶而會
(2) 曾經發生過一、兩次，現在不會了 (1) 從來不會

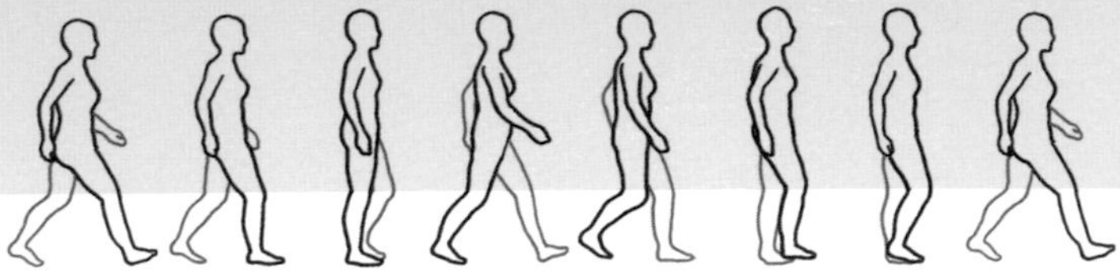

步態自我檢測評估

☐ **習慣挺著肚子走路**
(5) 總是會 (4) 經常會 (3) 偶而會
(2) 曾經發生過一、兩次，現在不會了 (1) 從來不會

☐ **腳底有厚厚的硬皮或雞眼**
(5) 總是會 (4) 經常會 (3) 偶而會
(2) 曾經發生過一、兩次，現在不會了 (1) 從來不會

☐ **經常感覺腰痠背痛**
(5) 總是會 (4) 經常會 (3) 偶而會
(2) 曾經發生過一、兩次，現在不會了 (1) 從來不會

☐ **活動時身體的關節會發出喀喀的聲音**
(5) 總是會 (4) 經常會 (3) 偶而會
(2) 曾經發生過一、兩次，現在不會了 (1) 從來不會

☐ **下樓梯時膝蓋會痛**
(5) 總是會 (4) 經常會 (3) 偶而會
(2) 曾經發生過一、兩次，現在不會了 (1) 從來不會

☐ **小腿粗壯而且容易痠痛**
(5) 總是會 (4) 經常會 (3) 偶而會
(2) 曾經發生過一、兩次，現在不會了 (1) 從來不會

☐ **早晨起床一踩到地板常感覺腳跟好痛**
(5) 總是會 (4) 經常會 (3) 偶而會
(2) 曾經發生過一、兩次，現在不會了 (1) 從來不會

☐ **走路啪啪響**
(5) 總是會 (4) 經常會 (3) 偶而會
(2) 曾經發生過一、兩次，現在不會了 (1) 從來不會

☐ **兩腿靠攏時發現自己有 X 或 O 型腿**
(5) 總是會 (4) 經常會 (3) 偶而會
(2) 曾經發生過一、兩次，現在不會了 (1) 從來不會

☐ **走路內八或外八，常容易絆倒或踢到東西**
(5) 總是會 (4) 經常會 (3) 偶而會
(2) 曾經發生過一、兩次，現在不會了 (1) 從來不會

※每題選項以(1)~(5)分計算

檢測結果請見 p.282

第1章

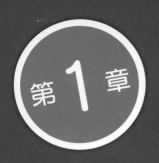

你的痠痛，是「走」出來的

多走路就會更健康？那可不一定

注意過自己走路的姿態嗎？
每天我們踏出的每一個步伐，都對身體默默的產生影響：
常覺得肩膀脖子硬叩叩、腰背痠痛勾勾纏？
走沒多久膝蓋就無力、腳底足跟經常疼痛？
甩不掉蘿蔔腿、厚繭雞眼剪了又長？
腳趾被鞋子磨得紅腫、活動時關節常會喀喀作響……
當心！這些遍及全身的外觀和生理症狀，
可能都是每天一步步走出來的。
走路究竟能為我們帶來健康，
還是製造出更多病痛？
快來看看自己的走路方式是不是出了問題！？

錯誤的步態，會一步步引發全身性的問題！

人體的構造環環相扣，走路不只是關係到腳部的動作而已，也會牽動全身的肌肉、骨骼與神經系統。走路方式正確的話，「步行」確實是有益全身健康的好運動；相反的，如果步態有錯誤，對健康的影響則牽連甚廣，不容小覷。以下來看看幾個生活上常見的現象與疑問：

1. 明明沒有特別跑步或做運動，兩條「蘿蔔腿」哪來的呀？

有些人沒有經常跑步、爬山、爬樓梯，但是小腿肚就是又粗又壯，怎麼也消不下來。甚至，有人除了養出一雙「蘿蔔腿」，走路還走不久，才散步半個小時，小腿和腳跟就痠痛到走不動，非得坐下來休息一下才能舒緩！

2. 為什麼會經常「腳跟痛」呢？

有些人會反覆性的腳跟疼痛，有時候隔天就好了，有時候卻要好幾天才會不痛。有位患者某一次因為腳跟疼痛持續了兩、三週，看醫生之後，醫生說是「足底筋膜炎」。然而他的生活型態一直都差不多，怎麼會突然間腳底筋膜發炎呢？

3. 你總是「慣用某一側」背包包、提重物嗎？

習慣單肩背包包的人，走路的時候，側背的包包往往只能背在某一邊肩膀才會穩固，背另一邊就會一直滑落下來；提重物時，身體左右兩邊的力氣似乎也相差很多，比較重的東西通常只用某一側來提，另一邊就是沒力氣；打掃家裡的時候，也非用慣用手不可，否則就會手痠、掃不乾淨……。如果有以上這類現象，就表示姿勢有問題嗎？

4. 習慣「低頭駝背」走路，會影響晚上睡眠？

有些人走路時，頭總是低低的，一副無精打采的樣子。尤其現在邊走路邊滑手機的低頭族暴增，習慣了低頭和駝背的姿勢，長期下來，頸部周遭的肌群就會很緊繃、經常肩頸痠痛、落枕、頭痛、睡不好，每天都覺得很疲倦，怎麼睡也睡不飽。

其實，以上這些體型外觀的改變和身體的疼痛，都與你平常的步態習慣有關！

相信大家都有不小心撞到桌角的經驗，當膝蓋、小腿，甚至只是最末梢的腳趾頭撞傷而感到疼痛時，身體會自動避開疼痛的部位，讓另一隻有力氣、沒受傷的腿來輔助施力。通常，等身體逐漸復原後，就會慢慢再回到還沒受傷前的平衡狀態。

但是，如果身體的疼痛或是這個「出錯的部位」，是在「不知不覺」中形成的，而且也不是那麼明顯（例如：長期缺乏運動而漸漸變得無力的核心肌群，或是因為習慣駝背而一點一點拱起來的胸椎），我們的身體很可能就會屈就這些出錯的部位，日復一日之下養成錯誤的步態習慣！**當我們習慣了錯誤的步態，肌肉也會逐漸改變施力的模式，身型和機能就會跟著走樣。**

以下即針對前面提到的四種常見現象，一個個進行深入的解說：

「蘿蔔腿」究竟是怎麼了

「蘿蔔腿」是許多女性的夢魘，有人每天又揉又捏、猛擦號稱神奇的瘦腿霜，甚至戒穿高跟鞋，還是不見效果，滿心著急滿腦子問號……。或許，問題是出在其他地方。

身體的施力習慣，都是一個關節連著一個關節，上下、左右相互牽動，沒有任何關節或肌肉可以獨立作業。正因為如此，如果足弓比較塌陷（俗稱「扁平足」），足底的筋膜就比較無法施力做推進的動作，身體會仰賴小腿後側的肌肉（腓腸肌）來協助。如果每一個步伐都讓腓腸肌多做一些些的工作，久了之後，這個部位的肌肉自然會變得肥厚又壯碩，這可能就是你一直甩不掉蘿蔔腿的原因！

時隱時現的「足底筋膜炎」

除了蘿蔔腿之外，「扁平足」也有可能造成足底筋膜炎。原因就在於走路時，足底筋膜必須持續的施力推進，當足弓太過於塌陷，足底筋膜的彈性和張力也會變得相對疲乏，身體在不知不覺中，會用更多的力氣推進。而足底筋膜附著在骨骼的部位，就會因為這種過高的壓力，造成慢性的些微撕裂傷，逐漸就形成了足底筋膜炎，隨著不當的姿勢引發疼痛。

「慣用邊」為何造成肩膀一高一低

走路時傾斜一邊的習慣，是身體上下、左右相互牽動後的結果。每個人都有「慣用邊」和「非慣用邊」，**慣用邊通常因為經常出力，肌肉的力量會比較大；非慣用邊則會因為較少用力，相對的肌力較弱**。如果平常出門時，經常是單側背包包，而且習慣用同一邊背，就會讓兩邊肌力的差距愈來愈大。當這樣的失衡出現時，力量較大的那一邊肌肉會變得比較飽滿肥厚，身體也會因為兩邊負重習慣的差異而出現歪斜。漸漸地，力量較小的那一邊負重時，身體就會變得不協調、不習慣，身體歪斜的情況也會日益嚴重。

低頭走路當心「老骨頭」找上門

低著頭走路的習慣，可能是由很多因素造成的，例如：有人曾經被路上的坑洞絆倒，從此就非常注意路面而低著頭看路；也可能是從小缺乏自信，不想遇到熟人，遇到也想要假裝沒看到；或是近年來流行的「低頭族」，在走路時低著頭滑手機不看路。這些原因，都可能養成彎腰駝背、低頭走路的錯誤步態。

當自己不自覺的低頭走路時，頸椎應有的C型弧度會受到改變，但為了繼續支撐頭部，周遭的肌肉會變得僵硬緊繃，比以前更費力；背部的肌群則會因為身體的駝背，慢慢變得無力。**許多人長年的肩頸痠痛、睡眠障礙，都是從「低著頭走路」這個小動作造成的！**

透過前面的自我檢測與生活現象觀察，你是否開始意識到每天都在做、已經自然到不行的「走路」這件事，其實是攸關健康與體態的關鍵性活動！接著，我們就來更進一步探索步態與健康之間緊密的關連性。

第2章

平衡的身體
才有自我療癒力

從脊骨神經醫學看「走路」這件事

走路不只是「雙腳」的事，更是啟動「全身」的大工程。
人體的骨骼、肌肉、血管、神經系統全都連結在一起，
每天至少幾千步的行走動作，
若是姿勢不當，身體的整體平衡就會遭受破壞，
長期下來肌肉習慣了錯誤的記憶，
就會讓人不自覺的「重蹈覆轍」，
陷入姿勢拖垮健康的惡性循環，
造成身體出現各種痠痛、變形等問題。
脊骨神經醫學帶我們跳脫「局部治療」的錯誤和迷思，
重新看見人體的整體性，
「走路」正是我們每天啟動健康的重要開關，
人體的行動、代謝、免疫與自癒力都在它的主宰中！

什麼是「步態」？

步態，指的是走路的方式，不只是腳部的動作，而是整個身體動態時的整體表現。

我們從一歲左右學走路開始，就需要倚靠雙腳，一步一步的往前走。而這個動態的過程，就稱之為「步態」。會影響步態表現的因素非常多，除了腳部，還包括整個身體的平衡感與肢體各部分的協調穩定性。

影響步態表現的四大主因

- **身體平衡感**：平衡感能讓我們在行進中不會跌倒。
- **核心肌群協調性**：使身體穩定的直立，並支撐上半身和下半身的活動。
- **雙腿往前踏出的穩定性**：決定我們步伐的速度、長度、寬度等變因。
- **雙腳足弓推進的力量**：讓我們可以扎實的站穩每一步。

以上這些因素所有的細節，都必須要相互環扣且良好的協調，才能夠架構出穩健的步態，當有任何一處出現失衡，例如：足弓過低、某處肌肉受傷、肌群過於無力等，就會影響步態。而一旦養成錯誤的行走姿勢和用力習慣，不僅體態會歪斜，更會帶來身體多樣化的慢性傷害。

奇妙而危險的「代償作用」

當身體的某個部位出現問題，例如：受傷、無力、過於緊繃等，身體便需要「暫時」藉由其他部位的協助來維持運作，這種人體自動支援的機制，我們稱它為「代償作用」。代償作用其實經常在發生，而當原本的問題被解決後，身體不需要繼續代償，通常就會再回到原來的運作方式。

不要低估「暫時性」的後果

會強調代償作用的「暫時性」，是因為這本來就是身體為了維持及保護人體功能的臨時反應機制。但是，萬一原本的問題一直沒有被解決，而讓身體長期繼續使用這樣的代償作用時，就會造成一連串的代償後遺症，甚至從腳底一路影響到頭部。

舉例來說，經常翹腳久坐的人，會因為骨盆長時間的扭轉，讓兩側的臀肌和腰肌張力失衡，造成單側肌肉的緊繃無力。我們經常看到習慣翹右腿的族群（右腿在上左腿在下），左側的臀肌變得相對緊繃無力（長期被壓著），在走路時左腳會比較拖，身體會不自覺地將重

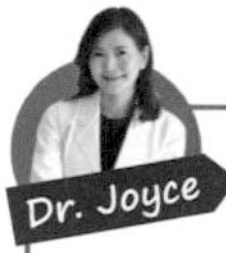

錯誤步態得負擔高額「傷害利息」

代償作用，是人體的一種本能反應。當身體某處不足以發揮應有的作用時，其他部位會自動提供支援協助。對於緊急提供協助的身體部位來說，它所承受的是「額外的負擔」，這樣的代償作用需要持續多久，是否會造成人體傷害，關鍵在於出錯的問題延續多久、可以多快速的被解決。

代償作用造成高低肩

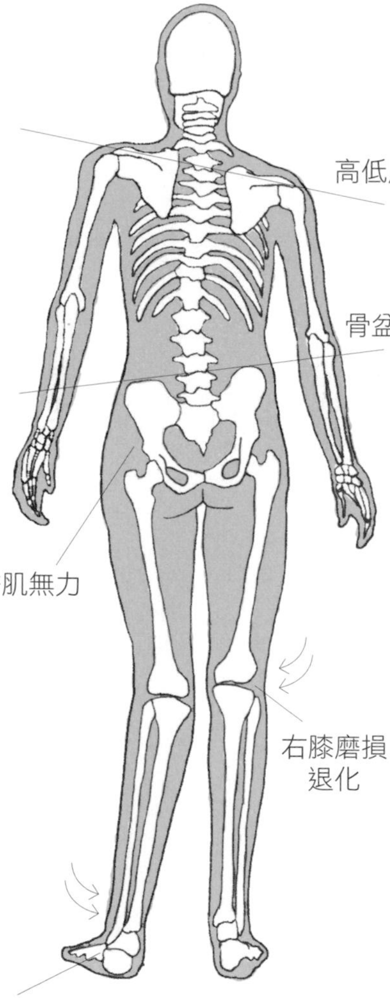

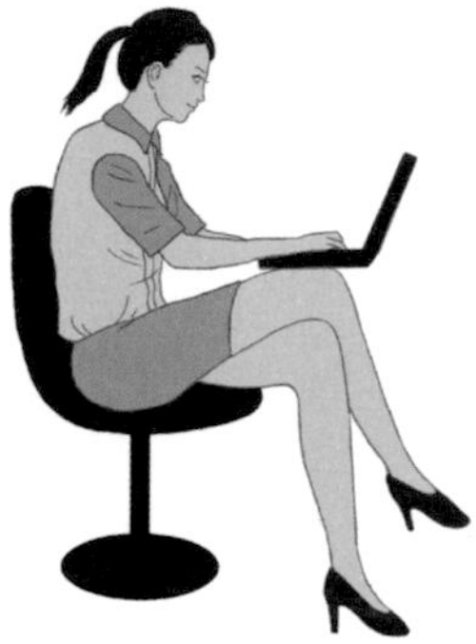

● **代償現象**：翹腳的習慣會造成身體的歪斜，當身體長期往單邊傾斜，加上身體的代償作用，就很容易形成骨盆旋轉、高低肩、單側的膝蓋退化等疼痛問題。

心往右側偏斜（因為左側臀肌力量不足），甚至造成右肩低左肩高的情況。當身體重量長期集中在右側時，還會造成骨盆旋轉，以及使得右側膝蓋提早磨損。許多長輩媽媽們，膝蓋的退化性關節炎會一邊先發作，或是只有一邊發炎，有的人則是經常單側疼痛，這都是因為代償作用的關係。

人體力學的連動，上下、左右、前後都會彼此影響，**若要讓代償作用自行消失，恢復正常的運作，就要找出問題一開始的根本原因**，才能夠調整錯誤，重新建立正確的步態習慣。

從暫時變成定型：肌肉的「短期記憶」與「長期記憶」

身體的用力習慣是有「記憶」的。如果根本問題遲遲不被解決，身體養成了「慣性」，要再改變回來並非易事——先要破壞已經養成的慣性，再重新建立新的正確慣性，這會需要比較長的時間。

身體可以被改變，也可以被定型

如果某個動作的慣性只是持續一小段時間，肌肉只會記憶一下子，稱為「短期肌肉記憶」。比方說，吃東西的時候，左邊的牙齒咬起來會痛，人就會習慣改用右邊的牙齒咀嚼；只要把牙痛的問題處理好，就可以恢復兩邊交替著咀嚼，「短期肌肉記憶」就可以被破壞，新的正確慣性也可以很快的重新建立起來。

同一個例子，如果左邊的牙痛一直不去處理，或是實際上是因為缺牙所造成的習慣，時間久了，就會養成一直用右邊咀嚼的慣性，用左邊咬東西就會變得不順，右邊的咀嚼肌也會因此變得比較肥厚，甚至在太陽穴旁的顳肌也會跟著變得緊繃，連帶還可能造成右側的頭痛。當這樣的「長期肌肉記憶」一旦被養成，後續所連動的問題，可能就包括顳顎關節左右側的不平衡、頸椎關節的僵硬等，長期下來，甚至胸口、肩膀、胸椎等，都會因為一連串的代償及肌肉記憶定型，形成多處部位的慢性疼痛。

身體的用力習慣，通常都和「動態」的動作有關，舉凡咀嚼、提舉東西、蹲下、起身等，都會需要人體上、下；左、右；前、後等一連串的平衡。尤其每天「走路」這件事，是大家最常做的活動，也會在不經意中，養成許多「短期肌肉記憶」和「長期肌肉記憶」，而各式各樣的代償和疼痛表現，就會跟著這些錯誤的習慣逐漸形成。

錯誤步態總是「不經意」形成

實際上，我們的身體在沒有受傷或錯誤習慣干擾的情況下，體態和步態都可以很健全。還記得我姊姊的女兒在兩歲時，雖然走路有點外八（這個年紀算正常的成長過程，請參閱「足弓的發育與形成：學步過程影響未來步態」p.077），但坐著和站著的時候，都是抬頭挺胸，十分符合正確的體態標準。如果我們細心觀察周邊的小朋友，體態符合標準的比例其實大幅超過成年人。

而長大後的我們，體態姿勢逐漸不標準了……究竟發生了什麼事呢？錯誤的步態，主要是由兩大類型的因素所產生：一類是「先天因素」，另一些問題則來自「後天因素」。

先天病理結構

常見的先天因素，包括：足弓塌陷（扁平足）、足弓過高（高弓足）、原發性脊椎側彎（大約十歲後開始）、結構性長短腳、髖關節發育不良以及其他的病理性因素等。

其中，**最常見的先天因素與「足弓」有關！**雖然足弓的高低，一部分因素來自於先天遺傳，不過，後續在發育過程中，足弓原本已經塌陷的變得更塌陷、已經過高的變得更高的比例也相當多，所以，即便兒童時期的步態都在正常標準範圍內，一旦過了青春期，先天因素與後天因素加總起來，會讓許多人逐漸出現更明顯的錯誤步態。

「原發性脊椎側彎」和「結構性長短腳」，通常會在孩子十歲以後才逐漸表現出來。這兩者也都是先天因素，會使得身體在結構上出現左右失衡的情況。不過，因為身體會進行代償作用，透過其他肌肉組織代償失衡的部位，孩子在初期不會產生明顯的不適感或是疼痛，但也因此經常忽略了症狀而延誤矯治。

「髖關節發育不良」與其他的病理性因素，會在出生後不久就被檢查出來，或是在孩子開始學習爬行、走路時出現明顯的異狀。這一類型的病理十分複雜，需要依據問題的根本原因做適當的治療，這裡不特別提出討論。

姿勢不良與創傷後遺症

另一大類型的影響因素，也是多數人在成年之後形成錯誤步態的原因，就是「後天因素」。最常見的第一名，就是「姿勢不良」！錯誤的姿勢，包括：翹腳、盤腿、癱坐沙發、經常低頭、駝背等。前面有提到，錯誤的姿勢會讓肌肉形成「短期記憶」或「長期記憶」，一旦養成了身體的慣性，就會展開一連串的錯誤步態。

還有一個很常見的因素，就是過去的「創傷紀錄」，包括：運動傷害、關節扭傷、車禍、摔傷等。如果可以在受傷的當下，好好的把問題治療好，其實後續的影響就不會太嚴重。可惜多數人經常因為已經「不感到疼痛」，而誤以為傷勢已經復原了。其實，疼痛經常會由身體的代償作用「暫時」舒緩下來。尤其人在年輕時，對於疼痛的敏銳度較低，也因此，我經常看到有些人在年輕時的傷害沒有徹底治療，到了三十歲過後，開始在下雨天的時候關節就隱隱作痛，或是早晨起來特別僵硬緊繃、感到疼痛，這都是和過去的創傷沒有完全治癒有關。

身體的肌肉，可以在適當的訓練後增加其彈性與力量；相對的，也可能因為錯誤的訓練或是缺乏運動，而變得僵硬、無力。現代人的生活作息，經常是久坐不動，缺乏足夠的運動，使得肌肉的柔軟度十分不足。柔軟度變差之後，會讓肌肉較容易受傷、較為無力，而代償作用也就經常必須啟動，以維持身體機能繼續正常的運作。

我經常在路上看到彎腰駝背、走路挺個大肚子等錯誤的步態，這些幾乎都是和身體的肌群力量不足有關係。只要能夠適度的訓練肌肉，就可以扭轉肌肉記憶，也就可以有效改善錯誤的步態和體態。

另外，如果經常穿著不適合的鞋款，也會影響到身體肌肉的用力習慣，進而養成錯誤的步態。我們外出走路時，鞋子的功能就是用來保護並且支撐我們的雙腳，假如經常穿著不適合的鞋子，例如：楦頭太緊、鞋底支撐性不足、鞋底太扁、鞋跟太高等，就會在走路的時候使用到錯誤的肌群，進而養成錯誤的步態習慣。

脊骨神經醫學的「全人」觀點

走路，其實是一種很複雜的技巧，包括身體的平衡、步伐的輕重、足底的推進、肌肉的收縮與延展等，各個環節都必須要有效率的相互配合，才能讓我們在踏出每一步時，都能安全、穩健地往前邁進。

平衡：人體健康的最高指標

當身體各處的訊息可以完整地傳遞時，人體的健康度就能提高，自我療癒的能力也可以發揮到最極致，自然可以維持身心的最佳狀態。反之，當身體的訊息傳遞被干擾時，本來應有的全身運作都會受到影響，需要的資源無法順利提供，就會讓身體的機能開始失去平衡。

要讓身體的各個環節能夠相互支援，需要仰賴身體的「神經系統」。我們的神經系統，就如同一座城市裡的通訊網路，綿密完整地含括了每個地區的訊息傳遞。如果因為某些原因，讓訊息的傳送品質不佳，也就是「收訊不良」的時候，自然會影響到原本應有的運作，讓身體失去了應有的平衡。無論這是發生在一座城市裡，或是在我們的身體中，後果都不堪設想，必然造成整體性的大混亂。

人體神經系統

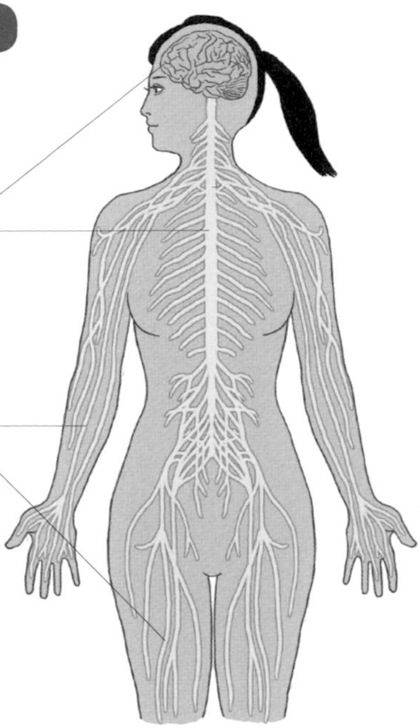

● **神經系統**：身體傳輸訊息的網絡，包括「中樞神經系統」和「周圍神經系統」。

神經傳導：自癒力的情報系統

人體的神經系統，主要分為兩個部分——「中樞神經系統」（Central Nervous System）及「周圍神經系統」（Peripheral Nervous System）。中樞神經系統包括腦和脊髓；周圍神經系統主要由神經網絡構成。中樞神經像是中央處理器一樣，接收來自周圍神經的訊息，經過有效率且縝密的處理後，再針對周圍神經所需的資源或活動做出回應。人體的每一個感知，包括溫度、觸感、痛覺、震動等，都是經由神經傳遞訊息到大腦，再由大腦發號施令，指揮需要活動的部位，彼此相互協調與合作。

中樞神經中，腦和脊髓的所在位置，就是身體的「頭顱」和「脊柱」。也就是說，**中樞神經是由顱骨和脊椎骨這些堅硬的骨骼環繞起來**，小心翼翼地保護著，不讓它們輕易受到傷害；**周圍神經則是穿過層層的肌肉，由骨骼、關節、肌肉系統來保護。**也因此，**錯誤的步態和體姿會使神經受到壓迫，造成全身性或局部機能的異常與疼痛。**

脊醫的百年發展與特殊性

整個人體的運作，涵蓋了脊椎、骨骼、神經與肌肉，彼此環環相扣，相互配合，才使得身體可以順暢的活動，這正是「脊骨神經醫學」的核心觀點。許多人聽到「脊骨神經醫學」，都以為只和治療腰痠背痛有關，其實，**「脊骨神經醫學」是一個全人的觀念，疾病照護與健康維持相關的各個環節都在其中**，當然，也包括「走路」！

脊骨神經醫學的英文是Chiropractic，這個字結合了兩個古希臘文字——「kheir」和「praktikos」，是「手」和「操作」的意思。結合起來，表示以手操作，讓脊椎恢復到原本的位置，以解除疼痛或治病。

「脊骨神經醫學」這門醫療，在台灣可能讓大家感到很陌生，以為是一門新興的學科。其實，脊骨神經醫學在歐美的發展已經有一百多年的歷史，擁有完整的理論和實證醫學的基礎，更是僅次於西醫的第二大醫事系統。

北美地區的學制和台灣不同，不論是西醫或是脊骨神經醫師，都需要先完成大學四年的基礎教育，依成績申請進入醫學院，接受嚴格的醫學教育，經過四年的培訓，加上足夠的實習時數，通過國家考試，才能被稱為「醫師」。跟西醫不同的是，西醫師取得的學位是「Medical Doctor」（ＭＤ）；而脊骨神經醫師取得的學位是「Doctor of Chiropractic」（ＤＣ），口語的稱呼是Chiropractor，中文則是簡稱「脊醫」。

亞洲地區中，香港的「脊醫」發展較為領先，中文的翻譯及命名，也是由香港最先開始。因為脊骨神經醫學理論的特殊性，以及操作手法上需要很精準的技術，世界衛生組織（WHO）在二〇〇五年公布了一項準則「WHO guidelines on training and safety in chiropractic」，針對脊骨神經醫學的教育、執行和安全，擬定了一套標準規範——在全世界各個地方，任何人要被稱為「脊骨神經醫師」，必須畢業於世界衛生組織認可的脊骨神經醫學院，通過當地的國家考試，才可以執行相關業務。準則裡也明確指出——即使是西醫師想要執行脊骨神經醫學中的各種手法，也必須接受脊骨神經醫學的正式訓練，才能確保執行上的安全。

除了手法技巧及理論執行上的特殊性之外，脊醫還有一個很獨特的特質，就是「看待病症時的角度」。當疼痛發生時，**專業的脊醫能夠精確地找出身體不平衡的部位，給予適當的調整，包括來自於體態或步態、骨盆或足弓等部位的失衡，都是脊醫很注重的細節**。這也是為什麼脊醫們相當重視脊椎的保養，以及全方位提供各種面向的衛教資訊，主要都是希望民眾在還沒有嚴重疼痛或身體結構上的損傷前，就能夠把最根本的問題找出來，及早予以解決。

脊骨神經醫學的專業技巧：東西文化大不同

許多人對於「脊骨神經醫學」的認知，會以為是「整脊」、「整椎」，甚至以為是「國術館」。其實就理論基礎和實際的技巧上，都有非常大的差別：手的問題不會只看手，腳的問題不會只看腳，而是以全身整體來看待，每一位脊醫師會有自己習慣使用的診治手法，就像是同樣來看感冒，每一位醫師會給病患的處方也會有所不同。

脊骨神經醫學非常重視「實證」，所以每一間脊骨神經醫學院會透過各種學術研究，利用科學的方法尋找答案。而各種手法與技巧，也是經過理論及實務上的證實，對於患部有實際的幫助，才會加以利用。

在脊骨神經醫學中，光是針對關節的調整技巧就有上百種，加上調整筋膜、軟組織、微動關節等，有非常多元的各種手法。有些會使用特殊工具；有些會利用身體的槓桿原理來調整；有些則是非常的輕柔緩和，讓身體可以自行啟動自癒力。

無可厚非的，從亞洲文化的角度來看，有時候會難以理解中醫、整復、脊醫的差異，因為從外表觀察，手法看起來的確很類似，甚至一些漢方的穴道，也正是脊醫眼中關節需要被調整的位置。

不過，正因為東西方研究發展的不同，即便是同樣的疼痛問題，甚至同樣的痛點，中醫和脊醫就會從不同的角度，透過不同的手法來處理。脊醫在面對患者時，會特別考量到調整關節時的方向、力道、代償的關節與肌肉等各種細節，以生理學及解剖學做為基礎，提升關節的活動度，並強化整體的神經傳導運作。

一切之間都有關連，即使小環節也不能放過

每天我們會重複千次以上的動作──走路，這正是脊骨神經醫學很重視的活動之一。每個步伐的距離、輕重、寬度、力道、平衡等，都要透過神經來傳導正確的訊息，讓身體的骨骼、關節、肌肉系統，可以彼此精準地配合，安全穩健地往前行走，才不會跌倒或受傷。但是要再次強調的是：只要身體的某一個小環節出了問題，無論是肌肉、肌腱、韌帶或是關節，人體都會在第一時間保護這個受傷的部位，而出現「代償作用」。當「代償」逐漸形成「習慣」，需要用力的肌肉長期不施力，不需要用力的肌肉卻過度的被使用，就會產生疼痛和變形。

脊骨神經醫學重視「全身整體」的平衡，生活中的每一個細節，每跨出一步，每一個動作，都可能是造成身體失衡的兇手。尤其「走路」是我們從一歲之後幾乎每天都會重複的活動，而且一走路就會牽動全身。想要讓自己走得正確、安全、健康，我們需要學會自我觀察，多加重視生活中的各種行動細節，除了能使儀態、身型更好看之外，也是邁向健康人生的基本要件。

第3章

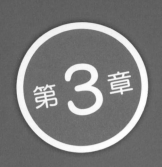

這樣走路很有事

十大常見錯誤步態

觀察過身邊的人都怎麼走路嗎？
走路很大聲、拖著腳無精打采、挺著小腹、
翹出臀部、晃來晃去、吊兒郎當、踮著腳尖、
或是抬頭挺胸過了頭……
這些 NG 的走路姿勢都會造成身體極大的負擔！
而你的走路姿勢又是如何呢？
人體有一條自然的曲線，靜止或活動時都必須維持在正常的弧度，
別想偏了，不是胸部或腰臀的線條，而是「脊骨線」！
脊椎骨主控著大腦和全身神經訊息的傳導，
當走路姿勢稍有歪斜，或是施力不恰當，
造成脊骨線變形，就會成為健康和身材的殺手！
以下就來看看，有哪些要特別注意和改正的錯誤步態！

錯誤步態 1

走路很重
驚天動地啪啪響

● 主要成因：扁平足、慢性腰痛　● 健康危機：拇趾外翻、足底筋膜炎、腳踝扭傷

有一種人，還沒看到他的身影，也還沒聽見他的聲音，就可以知道他朝你走過來了。因為，他的腳步聲太大了！

走路的時候「啪啪啪」地作響，從很遠的地方就能聽見腳步聲，即便在家赤著腳，跑步或走路的聲音也清晰可辨……這種狀況除了發生在成人身上，小朋友也時有所見，**真正的原因除了走路太用力之外，也和「足弓太扁」有關！**

孩童走路像「鴨子」很可愛？

足弓太扁，也就是所謂的「扁平足」。扁平足的台語叫做「鴨母腳蹄」，這個說法貼切的表達出扁平足走路時的特點，就像是鴨子般「啪啪啪」地踏步往前。六歲前的幼兒，因為足弓還在發育，腳底的脂肪比例又比較高，走起路來常常都像是有扁平足的樣子，也特別容易發出聲音。

等足弓發育完全，通常是六歲之後，這樣的步態就會逐漸自行改善。如果孩子過了六歲還是持續有這樣的腳步聲，家長可能就要特別注意，考慮是不是需要諮詢專家尋求協助。

成人扁平足併發問題多

如果**長大成人後，走路的步伐聲還是很重，最好使用「矯正型鞋墊」來改善扁平足的問題**。雖然，扁平足也許不會造成很明顯的疼痛，但是足弓太過塌陷，對於腳踝、膝蓋和腰椎都會產生很大的壓力，也容易造成「拇趾外翻」、「足底筋膜炎」或是「經常性的腳踝扭傷」。長期的壓迫或是反覆性的發炎，都是累積成慢性疾病的殺手，如果可以儘早改善，就可以避免後續所衍生出的問題。

慢性腰痛也會造成走路啪啪響

另一個會讓成年人走路啪啪響的原因，就是長年的腰痛。這一**類型的腰痛，可能來自於「骨刺」、「椎間盤突出」、「坐骨神經痛」**等問題，雖然有時候疼痛不盡然非常明顯，但是會因為**神經受到壓迫，使得身體對於肌肉的控制力量較弱**，而無法在走路時讓各組肌肉協調的用力，導致在步伐上會呈現「啪啪」作響的聲音。當然，如果同時還有扁平足以及慢性腰痛的問題，這樣的情況就有可能會更加嚴重。

錯誤步態 2

走路很拖

整個鞋腳在地上磨

● 主要成因：足弓較低、肌力不足

● 健康危機：小腿、上下背疼痛、習慣性駝背

最容易把家中室內拖鞋穿壞的，大概就是「走路很拖」這種步態。和走路很重的人特徵一樣之處，就是這種走路很拖的人，也能夠輕易從腳步聲分辨出來。

「走路很拖」的英文是foot-dragging，除了字面上的意思外，還有做事拖拖拉拉的另一層寓意。**單純從生理的面向來看，容易拖著腳走路的人，通常有「足弓較低」的問題**，伴隨而來的是大腿後側及臀大肌的緊繃，以及脛後肌和外展拇趾肌的無力等現象。人體為了自我保護，啟動代償作用後，則會造成小腿外側的腓骨肌過度使用，進而產生疼痛。

肌力不足抬腳困難

足弓太低延伸的問題，包括「肌力」與「平衡」，當這兩個步行時非常重要的條件都不足的時候，就會無法穩定走路的步伐，而形成「走路很拖」的情況。

這一類型的步態，在行走時「腳踝的上下擺動」和「膝蓋提起的角度」都不夠，之所以會這麼走路，一方面是身體無法維持平衡，一旦只有單腳站立，身體就會嚴重晃動甚至跌倒，所以，為了要減少走路時單腳支撐的時間，就必須在步行週期中，盡量以雙腳著地的方式行走，也就因此養成了走路很拖的習慣。另一方面，則是因為**肌力不足**，**或是其他部位的肌群過於緊繃**，

啟動了身體的代償機制，在走路時為了要減少推進時所需要的力氣，只好讓腳在行走時盡量靠近地面，而形成了拖拖拉拉的走路步態。

走路時，踝關節上下擺動的角度大約是六十五度~七十五度，膝關節大約是三十五度~四十五度，當角度受限時，雙腳會無法正常的推進，步態就會受到影響。所以，也會看到有一些人，**穿著特殊鞋款的時候，例如：長筒靴、底部太硬的涼鞋或是拖鞋，走路就會變得很拖**，總覺得兩隻腳像是用滑行般的在走路似的，這正是關節的角度受限所造成。嚴重時，足底筋膜會因為拉扯而疼痛，走路的模樣會變得更加奇怪。

從「下背痛」延伸到「上背痛」

通常習慣拖著腳走路的人，大腿後側和臀大肌都會比較緊繃，走路時骨盆應有的擺動也會減少許多。常見的代償部位，包括：小腿和腳底，以及骨盆周遭，所以，容易產生下半身出現腫脹感以及下背痠痛的問題。養成拖拉走路的這種步態，會讓上半身的身體重心略為偏後，再嚴重一些則是讓人變成習慣性的駝背，胸椎弧度也會特別明顯，久而久之，連上背的疼痛也難以避免了。

錯誤步態

3 走路晃來晃去
真是吊兒郎當？冤枉啊！

● 主要成因：骨盆旋轉、長短腳、臀中肌無力　● 健康危機：容易跌跤、絆倒

走路時晃來晃去的原因很多，發生的比例也很高，許多青少年走路時晃來晃去、吊兒郎當的模樣，常會招來長輩責罵：「走個路都不好好走！」這個時候，我就要來幫年輕人說話了：**走路之所以會晃來晃去，除了有些是性格反映出來的問題，另外還有一些可能，像是因為「骨盆旋轉」、「長短腳」或是「臀中肌無力」所造成的。**

骨盆旋轉與歪斜

不只青少年，成年人走路時也可能會如此，甚至常常走一走就跌跤或絆倒，而這種狀況其實是累積形成的。就拿骨盆旋轉來說，**經常性的翹腳，或是男性把皮夾塞在褲子後方的口袋，以及過去曾有跌坐的創傷紀錄等，都可能造成骨盆的歪斜**。當骨盆不正的時候，身體的施力就會失衡，走起路來就容易搖晃不穩。

功能性與結構性「長短腳」

另一種造成走路搖搖晃晃的原因，極有可能是「長短腳」的問題，可細分為「功能性」和「結構性」兩種類型：

功能性的長短腳：這是骨盆旋轉的併發表現，意思是其實左右兩邊的腿

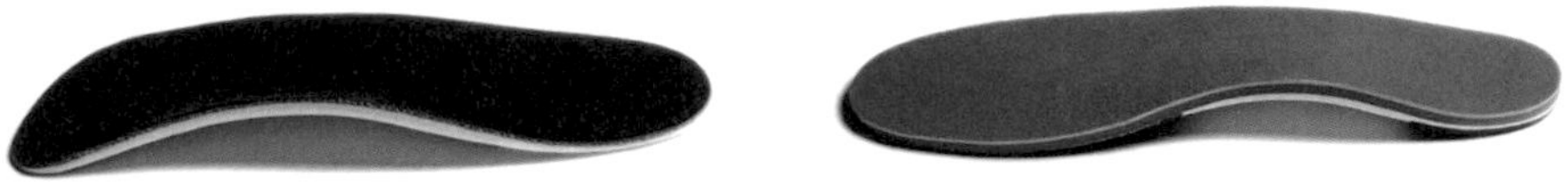

●**矯正型鞋墊**：訂製個人化矯正型鞋墊，可用於改善步態的問題。

長並沒有差異，但是因為骨盆歪斜一高一低，導致身體看起來左右高低不同。

結構性長短腳：左右腿真的不一樣長，而且多半連腿的粗細都有差別。這一類的長短腳，就需要訂製個人化的鞋墊，加高較低的那一邊，利用輔具來幫助身體平衡。

臀中肌的緊繃與無力

「臀中肌」和「臀小肌」都是屬於髖部的外展肌，主要的功能是在走路時，維持髖部與骨盆的平衡。我們在走路的時候，會有部分的時間靠單邊支撐，不斷地左右交替推進行走，如果某一側的臀中肌或臀小肌較為無力，單邊支撐的力量不足，走路時骨盆和身體的重心就會移動，因而形成這種晃來晃去的步態。

錯誤步態

4 挺著肚子走路

臀肌無力形成「假啤酒肚」

● 主要成因：臀大肌太過無力　● 健康危機：腰椎關節磨損、椎間盤突出

許多年紀較長的中老年族群，走路的時候會挺著一個大肚子，上半身往後傾斜，有點像是懷孕後期的婦女。

臀大肌無力，拖垮腰肌和腹肌

懷孕後期身體需要往後傾，是為了要支撐寶寶的重量。而一般人大多以為挺著「啤酒肚」走路，也是出自同樣的道理。其實，這種**上半身往後傾、挺著肚子走路的步態，是「臀大肌」太過無力所造成的！**

許多人對於臀大肌的了解，僅止於是「臀部上的大肌肉」，以為多跑步、多深蹲就能加以鍛鍊，對它真正的功能並不熟悉。其實，臀大肌是屬於髖部的「伸肌」，所謂伸肌，是指在收縮時可以使關節挺直或伸直的肌肉。以髖部來說，大腿往後抬的時候，就是伸肌在加以作用。

若我們經常久坐、缺乏運動，會讓臀大肌的力量日益減退，骨盆周遭最強大的肌肉變得無力時，身體就會代償到其他部位，包括腰部及腹部的肌群。腰部會需要承受更大的壓力，而腹部則是變得鬆軟，為的是讓身體前後可以維持平衡。

也因此，習慣挺著肚子走路的人，久而久之，腰部會承受過多的壓力，變得緊繃，造成經常性的腰部疼痛或肌肉拉傷，嚴重時甚至會造成腰椎關節磨損或椎間盤突出；而相對的，腹部會變得很鬆垮，小腹不容易消下去，無

論坐著或是站著，頂著一顆大大的肚子就是很明顯，這都是因為錯誤步態造成的結果！

其實你的肚子沒那麼大

我們在走路的時候，身體必須持續地活動，同時維持前後、左右的平衡，「臀大肌」就扮演了「前後穩定」的角色。每當我們踏出步伐，前方的腳還沒有完全踏地之前，身體的重心會需要藉由後面那隻腳的臀大肌來支撐。當臀大肌過於無力時，身體就會產生代償作用，改由腰部的肌肉來協助支撐，此時的身體重心就會往後，移動到髖關節後方的位置，而身體為了維持平衡，上半身會產生往後傾斜的些微角度，肚子也就挺出來了！

反之，如果**臀大肌有足夠的力量，走路時的重心在正確的位置，身體不需要任何傾斜的角度來維持平衡，肚子自然就不會一直凸出來**，想要追求腹部線條的人，也可以更容易的鍛鍊出想要的曲線。

5

翹著屁股走路

確定是「蜜桃臀」嗎？

● 主要成因：骨盆前傾　● 健康危機：腰臀僵硬、疼痛

「翹臀」、「蜜桃臀」是許多女生嚮往的臀型。當臀型是由緊實又有彈性的臀部肌肉塑造而成時，「美臀」稱號自然當之無愧。可惜的是，許多人經常誤把「骨盆前傾」當成「翹臀」，還百思不得其解——為什麼擁有美麗翹臀的代價，竟然是長年的腰臀痠痛？

不容小覷的「S」：力與美的守護曲線

人體的脊椎本來就呈現為一個S曲線，從頸椎開始往前凹，胸椎往後凸，到了腰椎再往前凹，薦椎再往後凸，就這樣前、後、前、後地形成一道流暢的S線條。**如果這道曲線過彎或是太直，都會影響身體的受力以及肌肉的彈性和力量**。

所謂的「骨盆前傾」，簡而言之，就是腰椎與薦椎的連接轉折處彎曲幅度過大，讓骨盆上半部產生往前傾斜的角度，周遭的肌肉也隨著這樣的骨架輪廓變化，改變了原本的施力模式。（請參閱「骨盆前傾」p.175）

這裡和挺出肚子的步態有些類似，骨盆前傾時的代償作用在髖部的伸肌，所以有時候這兩種錯誤的步態會同時並存。不一樣的是，骨盆前傾影響的肌肉群更廣泛，會使腰椎、骨盆和髖關節周遭的肌肉都一併受到影響，包括：髂肌、腰大肌、髂腰肌、腰方肌等。這些肌肉一旦失去彼此之間應有的協調狀態，過多的代償和過度使用的結果，就會造成僵硬的後腰、硬邦邦的

臀部和束緊的闊筋膜張肌（位於大腿外側），進而引起大腿外側疼痛痠麻等問題。

藏在衣服裡的「西洋梨」與「馬鞍肉」

較為嚴重的骨盆前傾，可以從外觀明顯地加以辨識：除了**走路時屁股翹得高高的**，臀大肌因為代償的緣故特別發達之外，臀部上半部也容易因為過度使用而產生疼痛，**靠近外側的部位則會較為凹陷**，另外，兩側髖關節旁會多出很明顯的肌肉，形成「西洋梨」般的身形。

想當然，除了增加腰背痠痛、腿部壓力的問題，對身材來說，這可是一點也不「美味」呀！

錯誤步態 6

走路時腿抬很高

「踢正步」與「高跟鞋效應」

● 主要成因：神經壓迫、穿錯鞋款　● 健康危機：腳底容易長繭、小腿容易痠

有些人走路的時候，會像軍人踢正步一般，不自覺地把腿抬得高高的邁出步伐。

別以為這樣感覺似乎很穩健，正常情況下，走路時腿只需要抬離地面一些些，讓身體可以平衡地推進即可。如果不知不覺中，**發現自己習慣將腿抬得比較高，很可能是「腰椎」或「坐骨神經」的壓迫造成的！**

脛前肌、垂足、厚繭的連鎖關係

走路時的「推進」這個步驟，是前腳跟著地的壓力通過整個足底往前進的時候，踝關節呈現L型，醫學上稱這樣的角度為「背屈」。要能讓踝關節有力地在這個L型的角度中，完成支撐、收縮、往前進的動作，則需要小腿前側的「脛前肌」強而有力的配合。

當脛前肌力氣不足的時候，本來應有的L型踝關節，角度也會跟著不夠，腳就垂下去了，這樣的現象稱為「垂足」。輕微的垂足現象，初期不太容易發現，甚至也沒有明顯的症狀，只是覺得腳會習慣性地抬得比較高，腳底容易長繭，小腿比較會痠。其實，在這個時期，腰椎第四、第五節的神經已經開始有些壓迫，或是坐骨神經的傳導功能已經不夠完整，才會使得脛前肌無力，產生垂足的現象。

雙腿抬得過高也是一種代償現象。自己的身體知道有垂足問題，腳在踏

出去的時候，腳前端處會先著地（正常應該是腳跟先著地），為了不被垂下的前足給絆倒，腿就需要抬高一點，拉開一些與地面的距離，讓垂下來的腳底可以安全著地。也因為這樣，在垂足型的步態中，腳底的壓力會由前足開始，當腳完全碰到地面時回到腳跟，再往前推進到前足。**每個步伐都多增加了一次受力的前足，自然會因為摩擦增加，長出許多厚厚的繭。**

「前高後高」的跟鞋沒有比較好

另外一種走路時把腿抬高的情況，是經常穿著「前高後高」的高跟鞋所造成的。許多人以為穿「前低後高」的高跟鞋對雙腿的傷害很大，於是便改穿「前高後也高」的鞋子，殊不知當鞋底的前足部分墊得過高時，就會像踩高蹺一樣，身體為了防止跌倒，也會跟著抬高腿部行進時的高度。如果經常穿著這樣的鞋款，身體就會習慣這樣的步態，在穿上其他鞋子時，也一樣會把腿抬高來走路。

錯誤步態 7

走路外八
兩腳開開努力找平衡

● 主要成因：扁平足、核心肌群力量不足 ● 健康危機：腿、臀、腰及背部的慢性疼痛

走路外八，是指走路的時候，兩隻腳的前足趾頭外開角度過大，像是走路開開的樣子。**正常的步態，前足的確會有些微外開的角度，五～七度之內都是正常的範圍。如果超過七度，就會被歸類為「外八」步態。**

腳趾外開的關鍵七度角

兩隻腳腳趾外開的角度若只有些微變化，肉眼通常看不出來，除非透過「電腦步態檢測儀器」的精密測量，否則很難察覺。一般來說，明顯看得出走路外八的時候，外開角度幾乎都已經超過二十度了。

六歲之前的小朋友，步態上還會有許多變化，甚至可能從「外八」變成「內八」，再回到正常，除非**外八角度非常明顯、足弓真的太扁，或是有無法跑步、經常跌倒、小腿疼痛等明顯的症狀，才需要尋求專家協助治療**。我會建議讓六歲之前的小朋友自然發展，每年持續追蹤步態發展的狀況即可。超過六歲之後，如果還是持續外八的步態；或是原本正常，卻在某個時間點開始走路外八，就可能有其他的問題了！

造成外八最常見的原因就是「扁平足」。足弓對步態的影響真的很大，在不同的生活型態、肌力狀態等條件之下，每個人表現出來的症狀也都會有所差異，如果是扁平足導致的外八步態，**使用「矯正型鞋墊」通常就能獲得顯著的改善**。

用「核心肌群」的力量來走路

另一個常見的原因，則是和「不會穿高跟鞋」有關。我經常在捷運車廂裡看到有些漂亮的女生，身穿套裝踩著高跟鞋，優雅地坐在椅子上，等下車時一起身，卻瞬間變成兩腿開開、走路外八，美感瞬間消失。

當身體不平衡時，為了要穩固步伐，人體會不自覺地增加一些往外的角度來維持平衡。而**穿高跟鞋本來就是屬於「前低後高」的不平衡角度，需要更多核心肌群的力量，才能穩固腳底行進時的前後高差**。如果不懂得使用肚子的力量抬頭挺胸走路，很容易就會產生外八的步態，進而造成小腿、臀部、腰部及背部的慢性疼痛。

錯誤步態

8

走路內八
注意三個腳骨旋轉點

- 主要成因：股骨內轉、W 型坐姿
- 健康危機：腿、臀、腰及背部的慢性疼痛

與外八步態相同之處，就是內八步態也常在六歲前的小朋友身上看到。無論是**內八或外八，都是三個主要的「旋轉點」出問題所造成的，分別是髖關節的「股骨」、膝關節的「脛骨」和腳底的「蹠骨」**。

腿骨為什麼往內旋轉？

內八步態的孩子，大約有三分之二都是由髖關節的股骨（大腿骨）內轉所導致。新生兒出生時，股骨內轉的角度原本就比較大，大約介於三十～四十度，到兩歲左右，則會自行在發育過程中慢慢轉回，六歲之前都還會持續變化。

其餘三分之一內八步態的孩子，則是因為脛骨及蹠骨的往內旋轉，而形成內八步態，通常在剛開始學走路時就會很明顯，因此容易被家長發現。二～**四歲是症狀表現的高峰期**，甚至兩隻腳在走路時會彼此絆到。

造成這三處骨骼往內旋轉的原因，至今還是沒有一個非常確切的答案。不過，多半的研究都傾向與寶寶在媽媽肚子裡的姿勢有關係，也就是寶寶還沒出生時，在關節處就已經有大幅度的扭轉或是擠壓，使得這些關節的位置和發育受到影響。

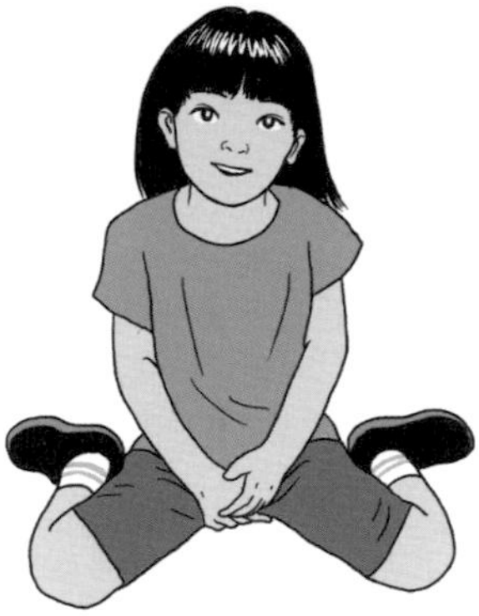

W 型坐姿

● **W 型坐姿**：幼兒中常見的 W 型坐姿，可能會造成內八步態，甚至形成 X 型腿。

隨興的「跪姿」、「W 型坐姿」很 NG

通常這些內八、外八的步態，都會自然地在發育過程中回轉修正，但還是有些孩子遲遲沒有「轉回來」。其中一個加重內八步態的常見因素，就是「W型坐姿」。相信許多家長對這樣的坐姿都不陌生，孩子在地上玩玩具、看書、拼圖等，幾乎都喜歡這樣坐，而且一坐就很久。

對小朋友來說，W型坐姿可以減少眼前多餘的障礙物（盤腿的話會占據一些空間來放腳），髖關節又因為原本出生時就有的內轉角度，所以有些孩子用這樣的姿勢坐著其實是舒服的。家長如果沒有多加提醒，讓孩子坐一整個下午都維持這樣的姿勢，就會加劇股骨往內旋轉，讓原本應該轉回來的角度受限，形成更嚴重的內八步態。

六歲通常是腿型和步態回到自然狀態的年齡。如果**六歲後還是持續內八的步態，除了避免「W型坐姿」以及「跪坐壓著腳掌」之外，還要避免「趴睡」，盡量減少下肢內旋的機會。**

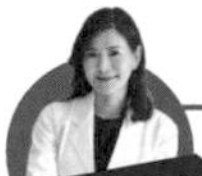

Dr. Joyce

不當坐姿對腿型、步態影響很大

W 型坐姿是指坐在地上的時候，膝下小腿與盤腿的方向相反，讓雙腿外張形成一個 W 型的姿勢。對於六歲以下的兒童，這種坐姿是很舒服的姿勢，不過這樣的坐姿，會讓髖關節、膝蓋及腳踝都承受相當大的扭轉力量。如果經常以這樣的姿勢坐在地上，長久下來，會讓韌帶變得鬆弛，內八步態變嚴重，甚至形成 X 型腿，家長必須特別注意提醒孩子改正。

內八情況比較嚴重時，孩子可能會兩腳互撞、踩到，或是因為協調不佳而跌倒，此時建議尋求專家協助，透過適合的輔具或運動，即早改善孩子的步態問題。

錯誤步態

9

踮腳走路

肌腱緊繃與感覺統合異常

● 主要成因：感覺統合異常、小腿後側過於緊繃　● 健康危機：小腿後側疼痛

「怎麼辦？我們家小孩走路總喜歡踮著腳走，是不是有問題呀？」一位焦急的媽媽擔心問著。

「小朋友大概幾歲呢？」我問。

「三歲。」

「那請他把腳放下來，不要踮著腳尖走，他可以走嗎？」

「可以呀！可是不提醒又忘了。」

評估腦部病變的可能性

許多小朋友在六歲前，會有一陣子喜歡踮著腳走路，不少家長看到都會很擔心，不知道會不會有什麼樣的潛藏危機。通常我會先請家長們進行兩項重要的觀察：

觀察① 在大人的提醒下，小朋友能不能把腳跟放下來走路？

如果提醒後，孩子可以正常走路，基本上就可以放心一半。如果真的有神經或腦部病變的話，身體會無法自主控制，腳跟放下來之後，走路會變得很困難，或是會搖晃。

觀察② 跟孩子對話時，眼睛會不會看著大人？

二〇〇一年荷蘭做的一項大型研究指出：大約十二％的人有不明原因踮腳走路的習慣；二〇一二年瑞典所做的另一個研究，則是發現五歲半的小孩中，大約有四・九％的比例有這樣的步態。

「眼睛對焦」是一個很容易觀察的指標，跟孩子玩、吃飯、穿衣服……做各種互動的時候，孩子的語言、行動如果沒有問題，眼睛也會看著大人，就不需要擔心是否有自閉傾向。摒除「腦部神經病變」與「自閉症」傾向，基本上就不用太過擔憂孩子踮腳走路的狀況。

放鬆「腓腸肌」與「阿基里斯腱」

通常在六歲之前，踮腳走路的習慣會逐漸自行改善。如果還是持續著這種現象，就有可能和小腿後側的「腓腸肌」與「阿基里斯腱」過於緊繃有關。

究竟小朋友為什麼會偏好踮著腳走路？學術上尚未有確切的答案，目前有幾個可能的推論：

推論① 太早坐學步車

學步車俗稱「螃蟹車」，坐在這種學步車上，許多孩子的腿其實還搆不到地面，所以都是踮著腳移動，在學習的過程中，如果踮著腳走的時間很長，往後的生活自然也就習慣這樣做了。

推論② 感覺統合異常

感覺統合功能上的異常，可能造成孩子腳底觸覺過於敏銳，孩子因為不喜歡腳底太過刺激的感覺，因而養成踮腳走路的習慣。

如果在**六歲後還是持續踮著腳走路，就要特別留意腓腸肌與阿基里斯腱的狀態**。孩子甚至會感到腿部疼痛，這時候家長可以協助他們，在睡前做一些簡易的「小腿後側按摩」，或是和他們一起做這個部位的伸展，舒緩肌肉過於緊繃的問題，同樣可以改善這種步態習慣。

錯誤步態 10

病理性步態

中風、腦性麻痺、帕金森氏症

● 主要成因：神經系統病變　● 健康危機：視實際病變與受傷部位而定

走路，需要一連串神經訊息的串連，再加上各處肌肉的配合，才能夠安全穩健的前進。前面所提到的九種步態，都是日常生活中的一些習慣，或特定肌群的力量不足所衍生出的毛病，原則上都可以及早發現、及早改善。不過，還有一種步態與神經系統的病變有關。

神經病變造成的異常步態

病理性的步態，即是神經系統運作出現問題所造成的，例如：中風、帕金森氏症、腦性麻痺、腦部腫瘤等，會需要依據每名患者實際受傷的部位，以及影響身體的範圍與層面，給予適當的治療。

平時的步態如果出現以下的異常現象，就需要特別注意，**有可能是神經系統病變的前兆，例如：走路會偏、跨步特別寬、會突然踉蹌、經常跌倒、走路不穩等等，同時，可以注意其他身體的變化，例如：頭痛、頭暈、視力模糊、手腳無力、聽力異常等**。神經系統的病變，可能存在於腦部，例如：腦瘤，或是存在於脊椎內的神經纖維瘤，也可能是神經傳導物質失調等因素，當**神經的訊息傳遞出現異常時，「步態的改變」經常是身體第一時間反應出的表現**。因此，平時多注意自己的步態，也可以做為神經系統健康程度的觀察指標之一。

一定要持續活動長期復健

會特別將病理性步態提出來，是想要提醒患有這一類型神經系統疾病的患者：一定要持續地復健治療。近年來，罹患腦癌的比例似乎愈來愈高，名人當中，李敖、陳立宏都是因為腦部的腫瘤而離世，如果可以及早發現、積極治療，都還是有治癒的機會。雖然在治療的過程中很辛苦，每踏出一步路都要花費許多力氣和精神，但一**定要持續地活動，避免久坐臥床，經常要讓肌肉有收縮與伸展的機會，才能減緩肌肉量的流失**。

同時，家人的陪伴也很重要，畢竟復健是一條漫長的路，有了家人的鼓勵與支持，患者也可以更有信心的面對病痛，勇敢的往前走。

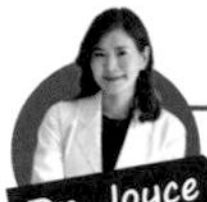

Dr. Joyce

腦溢血復健案例

十多年前，我在多倫多的復健醫院實習時，曾有一位腦溢血的患者被轉介到脊骨神經醫學部門。起初，他的腦部受到影響的區域包括部分語言和半邊肢體，所以講話不清楚，經常聽不懂他在說些什麼，右手臂和右腿完全沒有力氣無法活動，我們不時的會看到他用左手扶著右手，或是用左手敲打著右手或右腿，似乎是想把自己沒有知覺的右半邊敲醒。

第一次看到坐在輪椅上的他，被他的妻子推進診間時，可以感受到這對年長夫妻的無奈。老實說，那時的我其實也不太清楚可以給予他什麼樣的協助，在徵求他的同意之後，我們使用了復健儀器，包括：干擾波、微電流等方式，透過生物電流的刺激，讓他的肌肉收縮並增加循環。雖然他的進步很緩慢，但很欣慰的是，跟這位伯伯還蠻談得來的，所以對於我給他的鼓勵和建議，都能夠欣然接受。

這位伯伯很有毅力，在接下來的幾個月裡，密集接受復健醫院為他安排的各種治療，逐漸地，他的指頭開始會動，手臂可以抬起，也試圖從輪椅站起來，說話也慢慢比較精準了！

在醫院實習了半年後，依學校規定我轉到了另一間機構，所以沒有參與後續的治療。直到過了一、兩年後，我在某個場合又遇到這位伯伯，他已經恢復了八、九成，除了走路還是有些不穩，有時候要靠拐杖支撐，整體的狀態看起來相當良好。

對於這一類型的患者而言，因為身體病理性的原因而產生的疼痛和無力，可能早已是家常便飯，情緒也勢必會受到影響。但我還是想要鼓勵大家，只要身體還可以活動，即便是從坐著開始訓練，都一定要相信自己可以做到，每天一點一滴慢慢的努力，勇敢地朝向健康、幸福的人生大步邁進。

第4章

人體的行動力學

足部結構與步伐分析

千里始於足下，健康的基石也在雙腳。
從幼兒期的足弓發育和學步過程，
孩童的步態變化與潛在問題，
成人逐漸定型的錯誤姿勢，
老年肌力流失、大腦退化造成的行動阻礙，
雙腳支撐著人體一生的行動力，
要徹底了解步態對健康的影響，
一定要先認識足部的功能。
究竟足部在行走、跑跳的過程中如何承受和上傳壓力，
足弓和肌腱的構造又是何等精密巧妙，
哪些危險因素會破壞原本自然快意的人體行動？
又該如何防範與因應？現在就讓我們來一探究竟！

踩在「腳底下」的精密構造

足部的結構非常精密且複雜，功能上具有極高的穩定性與活動度，讓我們在進行站立、走路、跑步、跳躍等不同活動時，都能安全地負重與支撐，保持身體穩定的平衡與彈性。

成人的身體上上下下共有二〇六塊骨骼，光是單腳就有二十六塊，雙腳加在一起共是五十二塊骨骼，大約占身體總骨骼數的四分之一。

這麼多骨骼一起運作是有必要的。在骨骼、關節、肌肉系統裡，骨骼與骨骼連接在一起形成關節，關節由韌帶加以穩固，肌肉藉由肌腱附著於骨骼上，經過關節來到另一塊骨骼，再透過肌肉的收縮與延展使關節活動。

足部構造中，單隻腳就由二十六塊骨骼、三十三個關節，以及上百條韌帶與肌肉共同協調配合。當這麼多大小、形狀、功能不同的組織結合在一起精巧地運作，我們才能夠精準地邁出每一個穩健的步伐。

把腳從腳跟到趾頭大約分成三個區塊來看，可分為「後足」、「中足」、「前足」，各由不同的骨骼和組織構成，在行走的不同階段，也分別執行各自的任務。

後足：著地後的第一接觸點

後足是指足跟連接小腿的部位，由足部中最大的兩塊骨骼「跟骨」和「距骨」所組成。**行走時由後足著地、前足推進，後足是踏出步伐時，第一時間**

足部骨骼
俯視圖

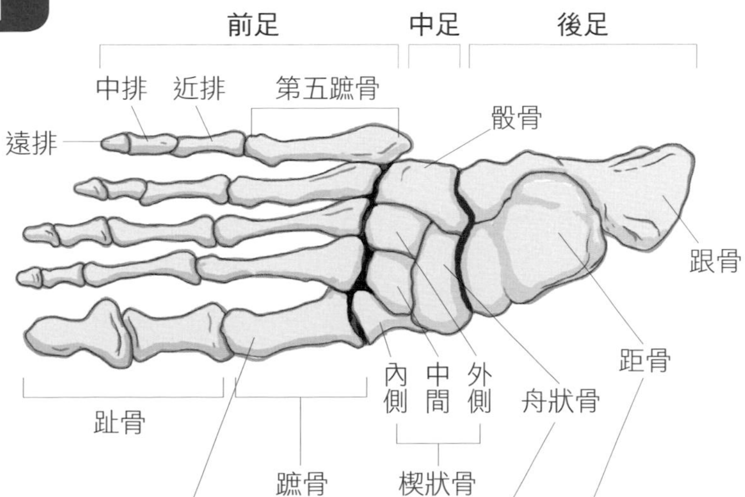

足部骨骼
內側圖

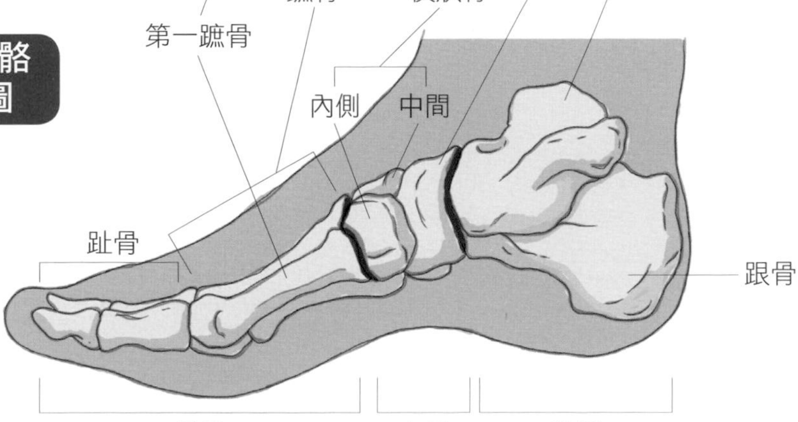

足部的組織結構十分精密複雜

一隻腳
=
前足 + 中足 + 後足
=
二十六塊骨骼 + 三十三個關節 + 上百條韌帶與肌肉

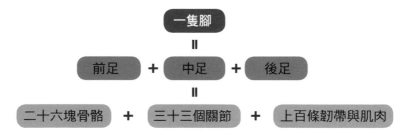

碰觸到地面的部位。

後足在整個腳板部可說是最靠近身體的一端，連接著強壯的小腿後側肌群，可賦予人體高度的穩定性。在理想的步行狀態下，是足部行進時第一個著地點，也是承受最多壓力的部位。

中足：提供彈力與避震性

中足在足弓中相當於「橫弓」的位置，外觀上大約就是腳底凹進去最深、腳背隆起來最高的這一圈。此處由舟狀骨、骰骨及三塊楔形骨所組成，能提供雙腳豐富的彈性，讓足弓發揮避震、承載震盪等功能。

前足：負責行走時推進向前

前足的骨骼數最多，包含了所有的蹠骨和趾骨，總共有十九根長骨。**這是足底活動度最高的部位，主要負責行走時的「推進」**。**如果壓力不當，也最容易變形、長繭或是產生疼痛。**

走路八個步驟與腳底壓力分布

在醫學定義上，一側的足跟碰到地面，直到抬起後再次碰到地面，這短短的幾秒鐘，就是一次「步行週期」。每個步行週期細分來看，都由八個步驟所組成，足底的不同部位，也同時對應了不同的壓力分布。在行進的八個步驟中，可歸納出兩個動作階段，即「站立階段」與「擺動階段」。

步行動作兩大階段

每一個步行週期都涵蓋兩個階段，一是「站立階段」，另一個是「擺動階段」。

一、**站立階段**：站立階段是指走路時，足底與地面實際接觸的時間，這個階段占步行週期的六十～六十五％，也是足底承受壓力的時期。

二、**擺動階段**：腳離開地面邁出步伐的這段時間，也可稱為「邁步階段」，大約占步行週期的三十五～四十％。

簡單地說，「站立階段」就是腳在地面的時間；「擺動階段」就是腳不在地面的時間。如果走路時一跛一跛的，即表示雙腳在步行週期裡的站立階段和擺動階段失去平衡，這時兩個階段所占的時間分配，就會落在上述理想的「六四比」區間之外。

一個完整的步行週期，在「站立階段」可分成五個小步驟；在「擺動階段」則可細分成三個小步驟。正因為在走路過程中，雙腳的站立階段和擺動

走路的八個步驟

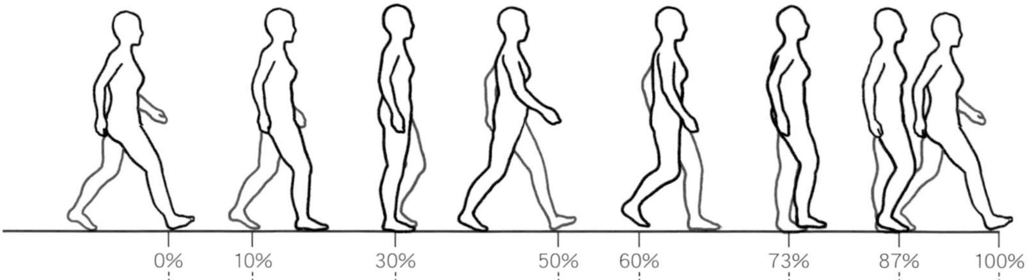

動作	初次著地期	另一腳尖離地	腳跟準備離地	另一腳著地期	腳尖離地	膝蓋最高屈腳	小腿與地面垂直	下一次著地期
週期	初次著地期	負荷反應期	站立中期	站立末期	擺動前期	擺動初期	擺動中期	擺動末期
階段	站立階段					擺動階段		
步行週期	右腳步行週期							

階段是來回輪流交替的，更精細地分析時會發現，在這八個步驟中有兩個時間點左、右腳會同時位於地面，這個時段稱為「雙支撐期」。

站立階段五步驟

前面提過，步行週期是從單腳碰觸到地面開始計算，我們也根據時間的順序由此開始說明：

步驟① 初次著地期

正常情況下，**接觸地面時是由「足跟」先著地，更細膩一點來看，是足跟稍微偏外側的位置**。若是異常的步態，則可能會整個腳板一起踏上地面，或是前足、中足外側等其他的位置先碰到地面，而後才讓腳跟施力。

步驟② 負荷反應期

足底接觸地面後，到另一隻腳準備離開地面的這一段時間，此時雙腳有極短的片刻同時停留在地面上，過去醫學稱為「足底平放期」，並被定義為「雙支撐期」的其中一部分。

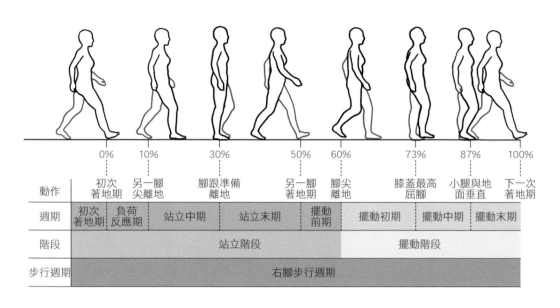

步驟③ 站立中期

此時身體的重量和壓力，完全放在支撐站立的那隻腳上（另外一隻腳已經離開地面，正處於擺動階段），這也是足弓最吃力的時候。**正常狀態下，足底的壓力主要分布在外側，腳正準備往前推進。**

步驟④ 站立末期

這時腳正在進行推進，過去稱此時為「腳跟離地」，也就是前足在地面上往前用力的時候，壓力分布集中在前足，這時候另一隻腳也準備要接觸地面了。**有些人腳底的前足部位容易長繭，通常和站立末期停留時間過久有關。**

步驟⑤ 擺動前期

看到這個名稱，也許會以為這是擺動階段的一部分，但因為腳還沒有完全離地，所以還是被歸類在站立階段。此時只剩下前足的前端還留在地面，而另一隻腳已經碰觸到地面了，雙腳同時都在地面上，所以是另一個雙支撐期。**隨著年齡的增長，老人家需要的雙支撐期會愈來愈長，這也是步伐愈來愈慢的原因之一。**

擺動階段三步驟

擺動階段為腳離開地面的時間，可細分出三個動作：

步驟① 擺動初期

站立階段之後，從腳離開地面開始，直到膝蓋到達最高屈曲角度的期間。

步驟② 擺動中期

從膝蓋達最高屈曲角度，到小腿與地面垂直的期間。

步驟③ 擺動末期

小腿從與地面垂直的狀態，繼續往前到再次著地的期間。

在以上所分析的八個步驟中，**「站立階段」負責承載壓力、避震、增加穩定度，同時也是足底承受壓力的期間；「擺動階段」是腳懸空的時期，負責確認每個步伐的距離、維持雙腳的協調性和身體重心的轉換。**

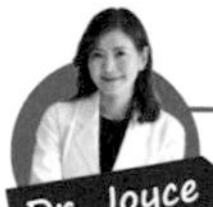

Dr. Joyce

「站立階段」與「擺動階段」比例可以改變嗎？

既然站立階段足底必須承受壓力，如果讓站立階段減少，是不是就能減少一些足底的負荷呢？

其實步行的時候，左、右腳在兩個階段中是相互交替的，一隻腳的擺動階段增加，就代表著另一隻腳的站立階段必須增加。除非當我們有一隻腳受傷，或是某一邊的肌肉力量不夠時，身體為了減少傷處的受力，才會做出代償反應來暫時調整，但這時走路的姿態和平衡會與平時不同。

哪些因素，會影響我們的步伐？

了解行走的各個細節步驟後，我們要來認識一下影響正常走路步伐的因素有哪些？**這些變因可能會隨著年齡、性別、身高、體重、體型等條件而有所改變，當然也會受身體狀況、肌肉力量、關節活動度、心肺功能、穿著的鞋款等影響**。如果能夠了解這些變因對步伐的作用，我們就能更精確地矯正錯誤，學習正確的步態。

每一個步伐，至少會受到兩種類型的變因影響：一是「時間變因」，二是「距離變因」。

時間變因

時間變因是指我們走路時的時間分配，包括步行週期時間、站立階段所花費的時間、擺動階段所花費的時間、擺動階段與站立階段的比例、單支撐期、雙支撐期、步行頻率、步行速度。基本上，和時間有關的項目，都屬於這一組的變因。

一、**步行週期時間**：一個完整的步行週期所花費的時間，以秒為計算單位，**正常成人約為一秒**。

二、**站立時間**：步行週期中站立階段所花費的時間，正常狀態下大約是〇・六三秒。

三、擺動時間：步行週期中擺動階段所需要的時間，正常狀態下大約是〇・四秒。

四、擺動站立比：將擺動時間除以站立時間，正常狀態下為〇・六三左右。走路速度愈快時，擺動站立比會愈高，數值會趨向於一。

五、單支撐期：步行週期中，單腳支撐著身體的時間，大約占整個週期的七十八～八十％。步行和跑步的差異之一，就是跑步是百分之百的單支撐期，完全是用左右來回交替的單腳支撐與施力來前進。

六、雙支撐期：步行週期中雙腳都接觸到地面的時間，大約占整個週期二十～二十二％。**年長者、步態異常、肌力不足等族群，為了多獲得一些平衡與支撐，雙支撐期都會比較長。**

七、步行頻率：一分鐘內行走的步伐數稱為「步行頻率」。**成年人的正常範圍為一分鐘行走九十五～一百三十一步。**研究發現，女性一分鐘內所踏出的步伐數稍微超越男性一點點，**男性平均一分鐘一百一十步，女性則為一百一十六步。**

八、步行速度：速度的算法是距離除以時間，以秒和公尺為單位，也就是每秒鐘的步行距離。**在正常舒適的狀態下所測出的步行速度，大約為每秒一・三公尺。**

步伐距離變因

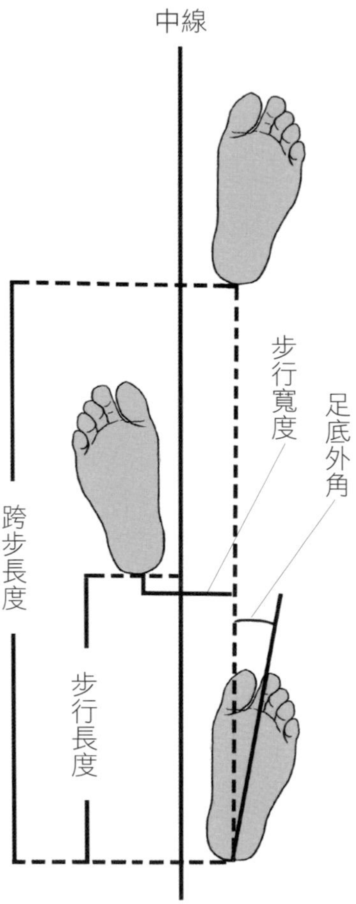

距離變因

所有的距離變因都和距離有關，包括跨步長度、步行長度、步行寬度、足底外角，都是我們所要關心的項目。

一、**跨步長度**：一個完整的步行週期所移動的距離，相當於兩個步伐。身高和腿長會影響跨步長度，平均值介於一・三三～一・六三公尺。

二、**步行長度**：「步行長度」與「跨步長度」的差異在於：「跨步長度」是一個步行週期的距離，測量的基準點是同側的足跟到足跟；「步行長度」所測量的是左右腳的步行距離，也就是一側足跟到另一側足跟之間的距離，平均值為〇・七～〇・八公尺。

兩側的步行長度若是不對稱，可視為一個警訊，代表身體的某處出現了

問題！所謂的「小碎步」，是步行長度過短，也可視為一種步態異常。

三、步行寬度：步行時兩腳之間的寬度，通常以雙腳的足跟中點為基準來測量，**正常範圍介於〇～十公分。走路較不穩定的族群，步行寬度較大，**例如老人家和小朋友，身體會不自覺地增加步行寬度以維持平衡。

四、足底外角：步行時腳趾會些微外開，產生的角度稱為「足底外角」。**正常狀態是五～七度，小於〇度歸類於「內八」步態；大於十度則屬於「外八」步態。**

身體的狀態和步態表現，可以從這些時間和距離的變因中觀察及改善，例如：當走路速度較慢時，可能是步行頻率低或跨步長度變短，也有可能是步行長度不對稱，或是足底外角過高。

仔細觀測這些影響步伐的變因，可以更細膩地找出不太異常真正的問題，強化和改善自己步行結構中較為虛弱的部位，讓走路變得更加輕鬆舒適。

足弓的重要性

施力、推進與避震

我們能維持順暢的行走，有一個非常重要的大功臣，就是「足弓」。足弓是沿著足部的骨骼排列，加上附著在骨骼上的筋膜與肌腱，共同構成足底的弧度構造，負責避震、推進和用力。

足弓的細部構造

足弓可細分為「內側足弓」、「外側足弓」、「橫弓」。內側足弓比外側足弓高一些，橫弓則橫跨了內側足弓與外側足弓。

一、**內側足弓**：沿著跟骨、距骨、舟狀骨、內側楔形骨和第一蹠骨構成。

二、**外側足弓**：此部位涵蓋了跟骨、骰骨和第五蹠骨。

三、**橫弓**：由骰骨及三塊楔形骨，一直延續到第五蹠骨的根部位置。

適應不同荷重與路面的挑戰

就功能上來說，足弓將通過足底的神經、血管、肌腱等組織小心翼翼地保護起來，讓我們在行走時不會壓迫到這些組織，避免將它們「踩在腳底下」。此外，弓型結構和軟組織所賦予的彈性，使得足弓能提供身體相當良好的「避震效果」。更重要的是，肌腱和肌肉在行進的過程中，需要高效率地收縮與延展，同時支撐身體的重量並且還要往前推進，足弓保留了足底到

足部外側結構圖

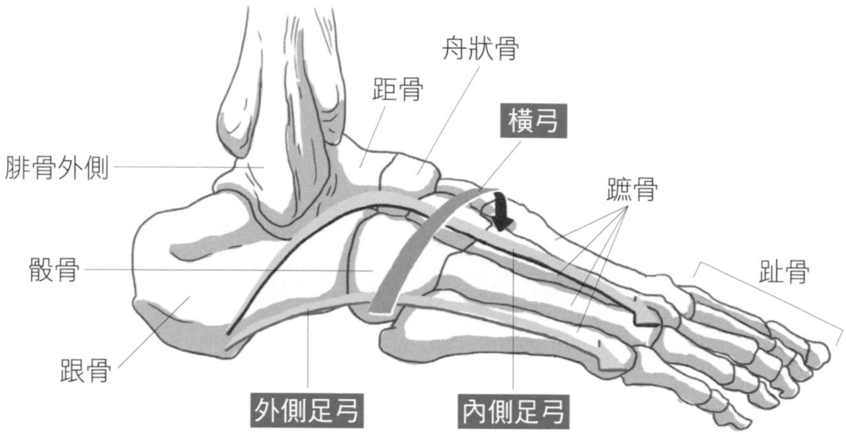

地面的些許空間，讓身體可以適應不同環境的地面狀況，有助於平穩地前進。

在步態中的站立階段，從足跟接觸地面起，足弓就已開始執行任務。壓力的轉換由足跟開始，沿著足底外側足弓的對應位置，到達橫弓中第五蹠骨的根部，接著繼續往前到第五蹠骨前端，而後轉彎通過各蹠骨，最後到達內側足弓的第一蹠骨再離開地面。

就壓力分布而言，第一蹠骨前端承受的重量，是其他蹠骨的兩倍以上。這也是為什麼**足弓塌陷或是經常穿著高跟鞋，會造成第一蹠骨承重過大，而形成「拇趾外翻」的問題**。

足弓的發育與形成

學步過程影響未來步態

雖然「足弓」如此重要，但這可不是人一出生就有的結構。每個嬰兒剛出生時，看起來通通都是扁平足，尤其是還不會走路的嬰兒，小小胖胖的腳丫子，完全看不出有足弓的模樣。

一般來說，**六歲前孩子的步態持續在發生變化，足弓也慢慢地發育形成，足底的結構需要被刺激，適度的刺激對於觸感、本體感和肌腱的發育都會有所幫助**。因此，許多學者都建議**六歲之前，可以盡量讓孩子在家赤腳走路、跑跳，以減少扁平足的發生**。

印度曾針對二千三百名四～十三歲的兒童做過一項大型研究，發現小時候「赤腳」走路長大的孩子，到了十八歲的時候，扁平足的發生比例只有二・八％，遠遠低於「穿著鞋子」長大的八・六％。這項研究同時也發現：和穿「涼鞋」的孩子比起來，穿「包鞋」長大的孩子，更容易影響足弓發育而形成扁平足。

一歲學起步

一歲左右剛開始走路的幼兒，因為身體的關節、韌帶、肌腱都還很柔軟，腳部也是一副塌塌扁扁的樣子，一旦步行要負荷身體的重量，自然是無法像成人般有堅固的支撐，而且，此時足底所接受的刺激也還不夠，足弓尚未成形，因此家長不需要太過緊張。

剛開始學步的幼兒，兩隻腿會張得很開，也就是看起來的步行寬度會至少與肩同寬，甚至更大。這是因為此時所踏出的步伐，穩定性和平衡度都還不夠成熟，身體需要更寬的「地基」，好讓自己不會輕易失去平衡而跌倒，因此，「足底外角」會自然增加，形成外八般的走路步態。對學步兒來說，這些都是很正常的表現。

兩歲練登梯

兩歲之後，幼童的步行寬度會漸漸變窄，跑步比較穩定，也能開始嘗試著上下樓梯了。只是這個時期，上下樓梯還是要一步一步來，兩腳都到達同一層階梯後，才會再踏到下一個階梯。

手臂的自然擺動，也是從這個時期開始的，並且開始用足跟著地、前足推進，步行動作的穩定性逐漸成熟。除非此時孩子的足弓還是很扁，否則整個腳板落地「啪啪啪」的步態，在此時通常會逐漸自行改善。

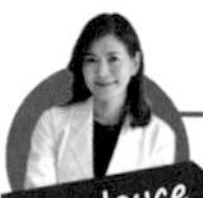

Dr. Joyce

「外八」是為了走穩，那麼「內八」原因為何？

有些孩子從開始學走路，就一直是內八步態，從來沒有出現外八步態。針對這樣的孩子，有一種可能是因為胎兒期間，在媽媽的肚子裡下肢過度內旋所造成的，這種情況，有八十%的小朋友三歲左右會自行調整恢復。

另一種可能則是後天的習慣導致，例如：晚上趴睡、從小習慣 W 型坐姿而讓股骨過度往內扭轉，這些都是家長平時可以多加注意的小細節。

三歲足弓形成

三歲的時候，有些幼童的外八步態可能還是很明顯，尤其是頭好壯壯、體重較重的孩子。活動量較高，或是經常赤腳跑來跑去的孩子，這個時候腳底已經看得出些微的弓型了。孩子在這個階段的身高和肌力，應該已經足以讓他們自行登上樓梯，而且可以左、右腳一步接著一步走，步行寬度則會更窄一點。

如果三歲還看不出足弓，家長也不用太心急，**體重、活動量、生活習慣等許多因素，都會對足弓的發育有顯著的影響**，只要不會經常跌倒、腿痠、走路搖搖晃晃，暫時繼續觀察即可。

四歲步態回正

四歲後，通常外八步態會開始自行回正，但也有可能變成內八步態。女生出現內八步態的比例，要比男生來得高，跑步時尤其明顯，有時候甚至會

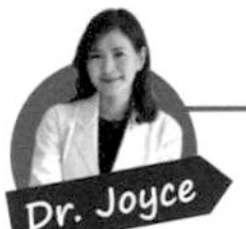

Dr. Joyce

什麼時候該使用矯正型鞋墊？

六歲之後，步態雖然趨於定型，但還是會緩慢地持續改變，如果內八或外八步態始終很明顯，身體自行改善的可能性就相對比較低了。到了這個年紀，孩子的步態異常可以藉由「矯正型鞋墊」來調整，家長可以諮詢專業醫師，藉由正確的輔助工具幫助孩子改善步態的問題。

兩隻腳「打架」撞在一起。

如果孩子在步態上有明顯的異常，建議可以增加一些運動量，特別是訓練下肢的踢球、跳躍、跑步等活動，並且增加赤腳時間，以強化肌力、提高足底的刺激和發育。

六歲定型關鍵

直到六歲，孩童的步態和足弓發育應該已經到一個段落，如果走路還是「很奇怪」，出現一跛一跛、踮著腳走、不耐走、一下子就腿痠、腳的摩擦過多、鞋子很容易磨壞等異常狀況，家長最好諮詢專家，做進一步的檢查。

銀髮族的步態問題

退化、無力雙重考驗

看完了小朋友的步態發展，再來談談年長後的步態改變。根據統計，七十歲以上的長輩，大約三十五%有步態上的問題；八十五歲之後，比例更是高達一半以上，步行通常都會有某種程度上的困難。

行動力失準兩大元凶：「大腦退化」與「肌力流失」

長輩們的步態問題，最常見的就是走不穩、走路會拖、走路開開的、還有走路很慢。我們經常忽略這些問題，覺得長輩走路慢或是不穩，只要多等他一下就好了。其實，**步態問題背後最大的隱憂是「跌倒」**，長輩們骨骼和身體機能脆弱，一旦跌倒茲事體大！國民健康署的資料顯示：六十五歲以上的長者因事故傷害致死的原因中，「跌倒」僅次於「交通意外」，高居第二名，對於長輩們的行走安全，大家不能不多加留意。

究竟為什麼年紀大了之後，走路就會開始出現問題呢？摒除病理性的功能結構破壞問題，目前醫學上認為，**正常情況下老年人步態的變化，主要與「大腦萎縮退化」、「肌肉量流失」導致肌力不足有關**。

老年人的大腦萎縮退化，哪一個區域最為快速？是什麼原因造成的？最容易受影響的功能有哪些？關於這一連串的問題，至今學術上尚未找到明確的答案。但可以確定的是——年紀大了之後，大腦的容量會逐漸萎縮。四十歲之後，人的腦容量每十年可能會減少五%；七十歲之後的萎縮速度甚至可

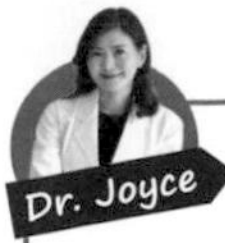

從「坐著動」到「站著練」循序漸進

日本曾經針對年長者進行一項為期十二週的「步態改善運動」，每次四十分鐘，每週二～三次，幫助年長者改善步態、訓練平衡，收到的效果也十分顯著。步態改善運動，主要可以從兩個層面著手：

【重點一】臀部與大腿肌群鍛鍊

運動鍛鍊要先增強行走時最需要力量的肌群，包括：臀大肌、大腿後肌群、股四頭肌、腓腸肌與比目魚肌。（請參閱「三分鐘速感保健操──臀大肌」p.220）

【重點二】小腿肌力訓練與按摩

接著再訓練控制腳踝活動度的小腿肌肉。運動訓練的重點，包括：肌力、關節活動度和肌肉的柔軟度。（請參閱「三分鐘速感保健操──腓腸肌」p.216）

一開始鍛鍊時，不要操之過急，從坐著的動作開始，避免身體出現代償反應，之後再以站立的動作，透過不同的角度與方向做進階的訓練，同時培養身體的平衡感，讓長輩們各個面向的能力都可以一起進步。

能加劇。因此，隨著年紀慢慢增長，體力、步態、反應、感官、記憶力等，都會跟著逐漸退化。

大腦萎縮也帶走了平衡感

腦容量萎縮時，視線的對焦、本體感、平衡感也會隨之退步，使得踏出去的步伐失準。在步行週期中的擺動階段，協助雙腳「瞄準」目標位置、確定身體重心是否平穩安全，是來自於視覺、本體感和平衡感的資訊，經過大腦統整後，再控制肌肉來完成這些動作。如果其中任何一個環節出了一點差錯，或是傳遞訊息的速度太過緩慢，都會影響到步態的表現。

失去肌力，就失去行動力

肌力的流失，也是影響年長者步態

的重要關鍵。身體的肌力漸漸變弱時，多半先從「大肌群」開始，這時，從事一些啟動到大肌群的動作時，會特別有感覺，例如：從坐姿起身到站姿、蹲下身撿東西、彎腰、爬樓梯等，這些日常生活中的動作，都會讓肌力不足的族群容易感到吃力。所以，無論你現在幾歲，如果身體已經出現這些徵兆，就要開始注意了！

從步態分析的角度來看，長輩族群的走路速度，大約每年會降低〇・一～〇・七％。速度變慢的原因來自於「跨步長度」的減少與「步行頻率」的降低，增加了步行週期中的「站立時間」和「雙支撐期」，以及增加了距離變因中的「步行寬度」和「足底外角」，或是兩腿不平衡的步伐，都會影響走路的步態。

這些原因再再顯示：**長輩們的步態表現，和身體的支撐與平衡有相當緊密的關連。想要克服這些問題，最簡單的方式就是「運動」！**

想要走得健康又優雅，需要身體各方面健全的功能相互協調與配合。不論年齡，持之以恆的運動，不但可以減緩大腦萎縮退化的速度、增強肌力、促進心肺功能，還能夠讓人看起來更年輕。步態早已在不知不覺中透露你的年齡了，而你希望自己看起來幾歲呢？

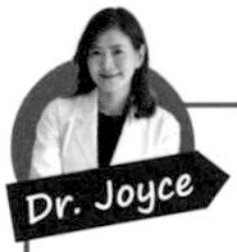

走路的速度竟然與壽命有關

二〇一一年，美國匹茲堡大學的教授群，在美國著名的期刊JAMA發表了一篇論文。這項研究是針對近三萬五千名六十五歲以上的年長者，平均年齡七十三・五歲所做的統計。

結果發現，這群長者的總平均步行速度為每秒〇・九二公尺，而當中，步行速度每秒超過一公尺的死亡率較低，低於〇・六公尺的族群死亡率較高。

這份研究的對象主要是針對年長者，也因此平均步行速度本來就較成人平均值的每秒一・三公尺來得低。當步行速度過低時，其實代表著身體可能有些潛在的問題需要被留意，因為走路本來就是一件需要耗費體力、肌耐力、平衡感等條件的活動，如果走路速度無法跟上平均值，代表著身體可能在心肺功能、循環系統、神經系統或是骨骼、關節、肌肉系統，有某些程度的問題，才被迫要走得較慢，以維持身體的平衡與安全。

學術研究的目的，在於希望能夠發現一些指標，可以促進人類的健康與壽命。「步態」中的步行速度，就是一個很簡單的項目，在家與家人就可以完成檢測。當發現長輩走路的速度日益變慢，可以即早做適度的生活調整，無論是增加肌力訓練、補充蛋白質，或是定期測量血壓、心跳，都可以早期發現問題，盡快接受適當的治療。

第5章

如何確定自己走路的姿勢對不對

足部與腿型問題自我檢測

想知道自己的走路姿勢是否正確，
除了可以請家人幫忙觀察，
自己也能從生活中的蛛絲馬跡找到答案。
本章幾項有趣又快速的自我觀察法，
包括：腳底足弓、衣著的中線、鞋底磨損三大項目，
檢測結果將會顯現你的身體平衡和走路施力是否正確，
假如結果有異常，或是身體已出現疼痛和結構上的改變，
請立即改正自己的走路方式，也可諮詢專業門診，
以電腦儀器進行動態足部壓力的分析，
有這方面疑慮和需求的朋友，
可於本章先了解檢測模式與圖表解讀的資訊。

仔細觀察你的腳

想知道身體的狀況，用「看」的是最簡單的方法。要怎麼看？看什麼呢？我們最主要觀察的是「足弓的高度」、「腳底的角度」，還有「阿基里斯腱在跟骨上的位置」。

1 檢測 「扁平足」或「高弓足」怎麼看

足部檢測的第一件事，就是先看足弓的高度，直接分辨是否有「扁平足」或「高弓足」的問題。

【檢測方法】輕鬆站立著，雙腳微開與肩同寬，檢測者由受試者的後方，將食指、中指和無名指放入足弓的位置。

【評估結果】

足弓類型	正常	扁平足	高弓足
檢測指標	三隻指頭的第一節指節都能順利放入腳底足弓的位置。	足弓塌陷，造成足弓與地面的空隙不夠，無法將指頭的第一節指節放入足弓。	足弓過高，第一節指節放進足弓位置時，還有多餘的空隙。

2 檢測 「功能性扁平足」與「結構性扁平足」的差別

扁平足可以細分為功能性或結構性。「功能性扁平足」是指足弓只在負重的時候塌陷，也可以算是「假的扁平足」，身體會因為代償作用引發其他的問題；「結構性扁平足」則是在骨骼的構造上本來就沒有足弓，即便在無負重的狀態下，也依舊無法呈現足底的弓型。

【檢測方法】踮腳站立，檢測者由側面觀察受試者的足弓。

【評估結果】

扁平足類型	功能性扁平足	結構性扁平足
檢測指標	腳底出現足弓弧度	腳底呈現扁平狀

觀察穿戴的衣物和鞋子

除了直接觀察腳板與腿型，
我們也可以從平時穿戴的衣著和鞋子上發現一些線索，
間接從生活現象了解自己的步態表現。

Dr. Joyce

正常的鞋底磨損

鞋底出現磨損的痕跡是很正常的現象，**正確步態的磨損，會明顯地出現在「鞋跟偏外側」，以及「前足第一根與第二根趾頭的下方」**。雙腳這兩處平均磨損，代表你在步行週期的站立階段，足部所承受的壓力都在正確的部位。

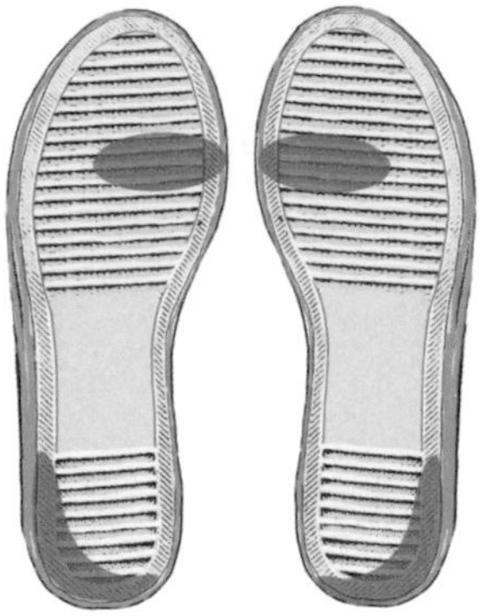

看鞋底的磨損狀態：凡用力必留下痕跡

磨損區域	**前足鞋底磨損**
可能原因	**長跑族／踮腳走路**

跑步用的運動鞋，通常前足底的磨損會比較嚴重，如果是**大量跑跳訓練，或是馬拉松比賽時穿的運動鞋，前足磨損較多算是正常的現象**。這是因為在跑步的時候，前足推進的用力力度較高，時間也花費較多。但如果不是常用來跑步的運動鞋，而是平常走路使用的鞋子，竟然有這種磨損現象，解讀上可就完全不同了！

如果**小朋友的前足鞋底磨損較嚴重，可能是「習慣踮腳」的步態所導致**。有些踮腳走路的孩子，角度只有一點點，平常家長不太容易發現，但如果看鞋子的磨損狀況就會很清楚。當孩子的鞋底總是在前足磨損，就很可能是踮腳的步態習慣所造成的。

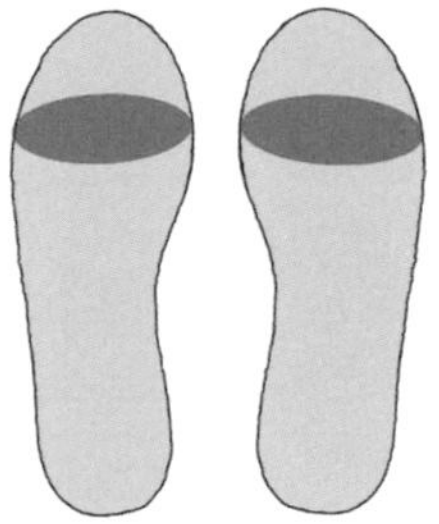

磨損區域	外側磨損過多
可能原因	高足弓

外側鞋底的磨損較明顯，對應的通常是「高足弓」的問題，磨損最嚴重的是在小趾旁邊的位置，以及第二根趾頭下方。鞋底過度磨損的位置，反映於腳上，則會看到腳底板這幾處的腳皮特別厚，甚至有「長繭」的現象。

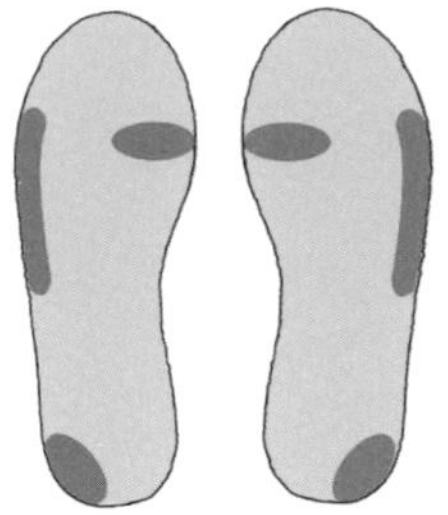

磨損區域	左右邊磨損不對稱
可能原因	身體歪斜

無論鞋子是怎麼磨損的，至少兩邊要對稱。如果左右邊不對稱，例如：一邊磨內側一邊磨外側，一邊磨得多一邊磨得少，都代表著「身體有歪斜」問題。有可能是走路的時候晃來晃去，或是骨盆歪斜、長短腳、重心失衡，才會造成兩邊磨損不一樣的現象。

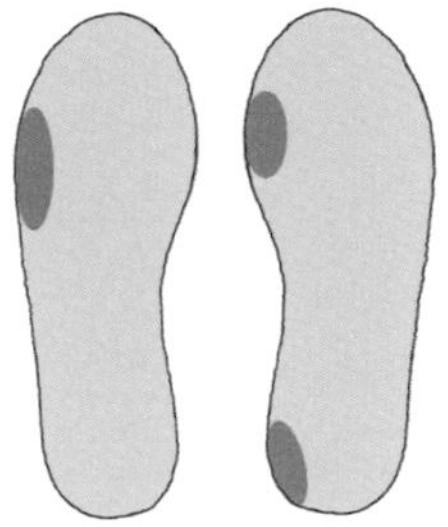

磨損區域	鞋尖容易磨損
可能原因	鞋子太大／垂足問題

鞋尖的磨損透露了兩件事情：有可能是「鞋子太大了」，或平常是「拖著腳走路」。鞋尖通常不會接觸到地面，如果小朋友經常磨到鞋尖，就代表這雙鞋子不合腳。喜歡拖著腳走路的人，鞋底可能有大面積的平均磨損；鞋尖的地方坑坑巴巴，則是走路時腿抬起的高度不足所導致的現象。

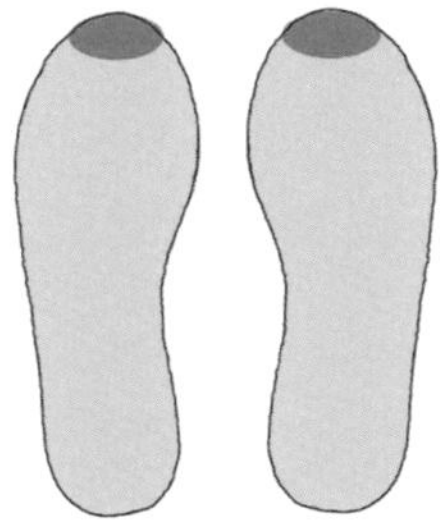

磨損區域	內側磨損過多
可能原因	扁平足／拇趾外翻

通常足底內側不太會有過多的壓力。除非足弓較低，也就是扁平足的族群，足底內側的受力才會增加，造成鞋跟內側和大拇趾側邊的磨損特別明顯。當你發現**自己的鞋子在大拇趾旁邊及下方特別容易磨損，或是鞋面被撐開，就要特別留意「扁平足」和「拇趾外翻」的問題。**

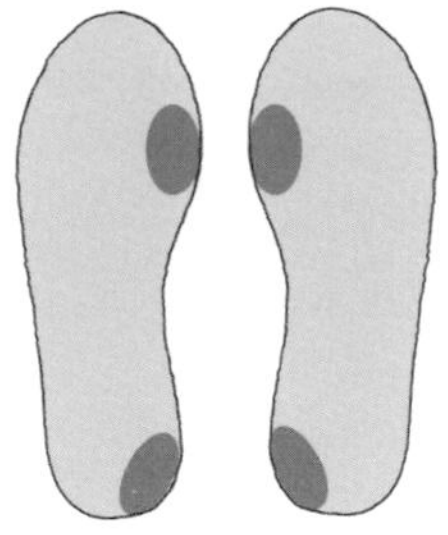

觀察褲管和裙子：身體高低不平衡嗎？

身上的衣著，經常會因為步態習慣而透露一些訊息：

【褲管】**身體歪斜、左右高低不平衡**

褲管如果有一邊特別容易在下雨天沾濕，或是比較髒、甚至踩破，表示身體在走路兩邊不平衡，形成一**邊的褲管比較低**、一**邊比較高，這種現象顯示身體可能有骨盆旋轉、脊椎側彎、高低肩，或是重心不平衡的問題**。

【裙口】**骨盆旋轉、腳步不對稱**

女性朋友走路的時候，如果裙口會隨著步伐一直轉到某一邊，代表**骨盆兩側和裙子的摩擦力不同，可能隱藏了骨盆旋轉、步行長度不對稱、重心分布不均等問題**。

檢視上衣的對稱性：用力模式歪斜或旋轉嗎？

走路習慣對上半身的影響看似不大，其實，錯誤的步態影響範圍很廣，甚至會讓我們穿著的衣服總是歪向一邊。

【領口】**身體往前旋轉不平衡**

寬大的領口最容易辨識——有些人穿T恤時，**無論怎麼拉領口就是會掉到一邊去，「高低肩」是導致這個現象最常見的原因**。但如果坐著不動的時候不會，只有走路的時候才發生，則代表處於動態時，身體左右邊的「往前旋轉不平衡」，這就和骨盆及其周遭肌肉失衡有比較直接的對應關係。

【內衣肩帶】**上半身代償現象**

女性朋友穿內衣就知道，有時候內衣的肩帶很容易滑落，而且一定是固定的某一邊。這就跟背包包時總是習慣背同一邊，**一旦背另外一邊就會一直掉一樣，這代表你的上半身正在為下半身進行代償**，例如：右邊的臀部比較無力，或是感到疼痛，就會習慣用左邊的手臂出力，而右邊的肩帶就會比較容易滑落。

【襯衫的鈕扣線】**骨盆旋轉、重心失衡**

對男性朋友來說，觀察上半身用力模式最簡單的方法，就是看襯衫前的一整排鈕扣線。襯衫多半要紮到褲子裡，如果走著走著襯衫就被拉到某一邊，造成**原本應該筆直的鈕扣線歪掉，則代表走路時身體左右邊的扭轉不對稱，可能有骨盆旋轉、步行長度左右不一，或是重心失衡等潛在的問題**。

電腦步態測量
精準的動態足部壓力分析

想要了解自己的步態，**更精準的方式就是透過電腦的分析來判斷**。

現代科技更為進步，過去只能在站立時進行「靜態壓力測量」，現在已經進化成「動態的足部壓力分析」。後者的好處是清楚、準確度高，而且可以用數據觀察、檢視自己的步態狀況；缺點是無法在家完成，必須到有步態檢測設備的機構才能做。（目前位於台北的「躍翰健康學苑」有提供此檢測項目，諮詢電話 02-2794-9246。）

認識自己的動態平衡狀態

進行電腦步態檢測時，最重要的是觀察「時間和壓力的分布曲線」。在檢測板上，電腦會自動搜尋步伐當中的八個重要受壓點，包括足跟內外側、五根蹠骨前端和大拇趾側邊，主要檢測的是時間和壓力的對應是否符合標準範圍。

其餘檢測內容，還包括觀察實際步態中的重心分布、足部壓力，是否有偏內或偏外側的用力模式，或者後足到前足之間的壓力比重是否正常。這些數據，都可以讓我們更深入地認識自己的步態與身體的平衡狀態。

觀測左右腳的基本概況

藉由動態足部壓力檢測的分析，首先會看到圖1左右腳的腳底壓力分布

足部壓力分析圖 1

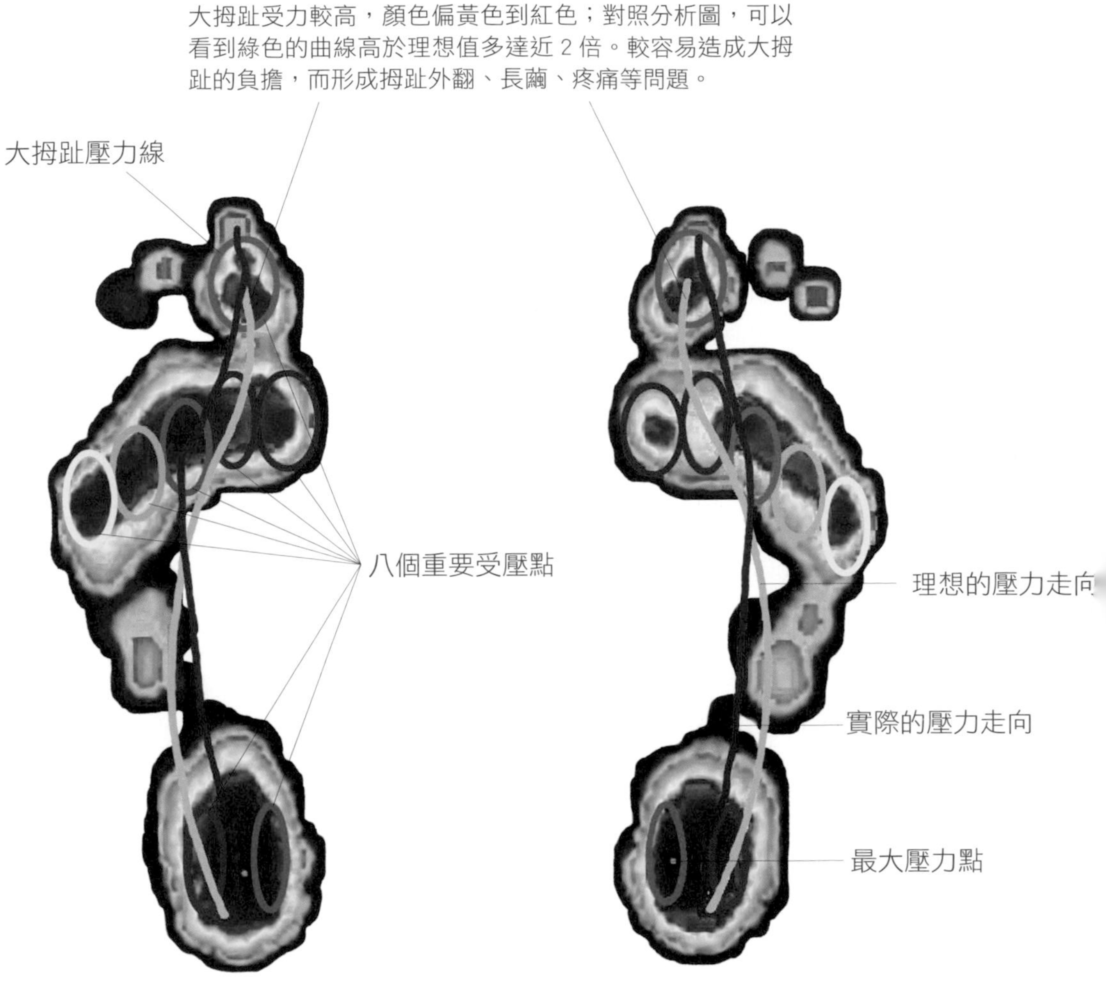
大拇趾受力較高，顏色偏黃色到紅色；對照分析圖，可以看到綠色的曲線高於理想值多達近 2 倍。較容易造成大拇趾的負擔，而形成拇趾外翻、長繭、疼痛等問題。
大拇趾壓力線
八個重要受壓點
理想的壓力走向
實際的壓力走向
最大壓力點

藍線：理想的壓力走向
紅線：實際的壓力走向
當理想的壓力走向與實際的壓力走向愈接近時，
表示步態愈標準，足部的受力模式也是愈輕省。

狀況。偏藍色代表壓力較小，愈偏黃色到紅色則代表壓力較大。檢測圖中，淺藍色的線條代表走路時理想中的壓力走向；紅色的線條代表測試結果，與淺藍色的線愈接近愈好。

另外，圖1中八個不同顏色的圈圈，表示腳底八個重要的受壓點，於圖2中有詳細的分析解說。

左腳與右腳八個受壓點分析圖

八個受壓點，分別代表在不同時間足部受壓的多寡，最前面的桃紅色線及橘色線，是足跟的外側及內側的受壓點，外側應比內側受壓高，如果如圖示中，壓力在內側比外側高（圖2左腳），或是幾乎一樣高（圖2右腳），表示後足弓較塌陷。

另外，同時要觀察線條的平順度，圖示中，左腳的線條明顯比右腳的抖動來得多，許多顏色的線都有波動，表示左腳的穩定度較差，可能是過去的創傷所造成的；兩側的前足推進力量皆不足（線條都不到標準值的高度），反而是最後的淺綠色壓力較高，代表身體用大拇趾做前足推進的代償，使得前足的推進壓力減少，大拇趾的壓力相對增高。這樣的步態模式，會容易讓大拇趾被過度使用，產生長繭、疼痛或是形成拇趾外翻的情況。

足部壓力分析圖 2

左腳

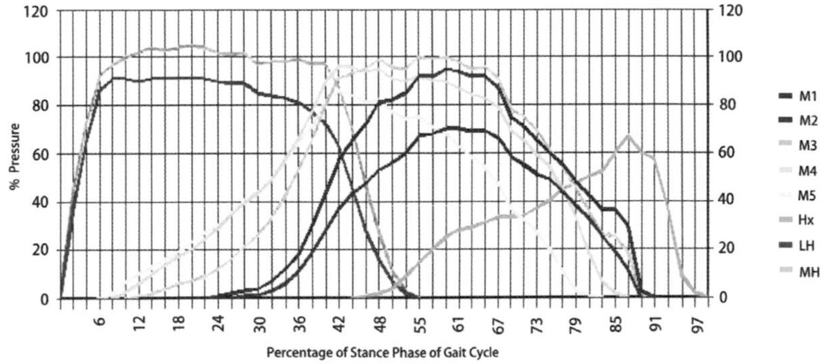

右腳

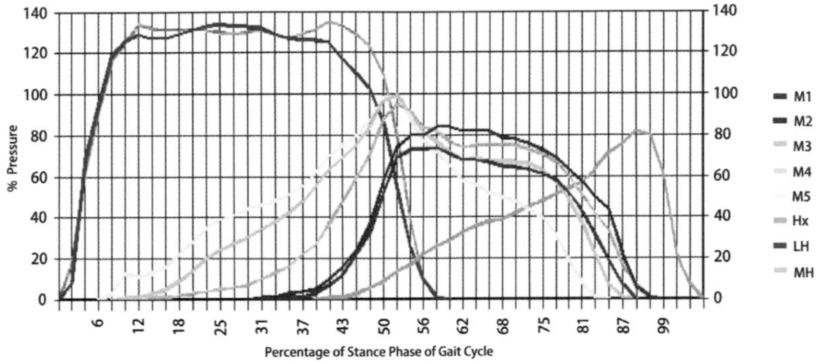

理想

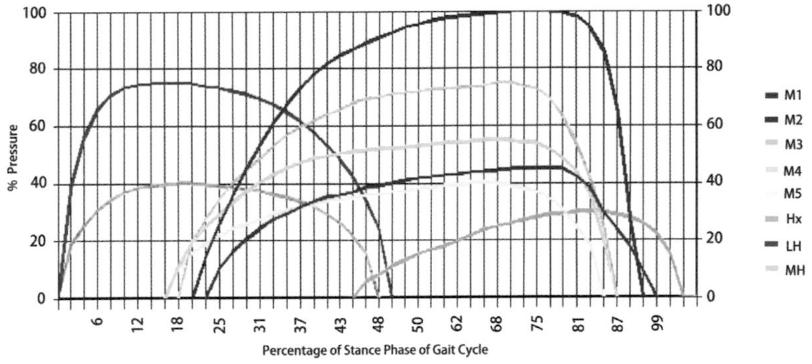

第6章

痠痛發炎解析與居家自療護理

十二類步態病的先兆、症狀與治療

走路的姿勢不正確，不只會造成足部的痠痛和變形，
還會往上傳遍全身各處，形成健康和身材的地雷。
本單元針對常見的十二類型步態症狀進行系統性的歸納，
從足部與腳踝、膝蓋和小腿、骨盆到大腿、下交叉症候群、
上交叉症候群相關的各項發炎、痠痛、結構異常、提早退化現象，
分別詳細說明形成原因，並提出在家就能緩解的自療護理方法，
只要找到正確原因，調整錯誤的步態，
多數困擾已久的痠痛不適感，其實很快就可改善甚至痊癒！

足部與踝部
承受高度壓力的兩個小支點

「足部」和「踝關節」是走路時最直接的受力部位，如果長期步態姿勢不當，全身重量的負荷加上行動所產生的衝擊力、地面的作用力，必然對足部與腳踝造成損傷，最常出現的四大類症狀為「足底筋膜炎」、「拇趾外翻與小趾內翻」、「足弓問題引發足底疼痛」，以及腳皮出現「繭、雞眼與疣的感染」。現在，就讓我們從腳的最底部開始觀察起吧！

症狀1 足底筋膜炎

起床後踩到地板的瞬間，強烈的疼痛霎時讓睡意全消！

雅琪上個月去日本旅遊回來之後，發現早上起床一踏到地上，腳跟的地方都會覺得很痛，但是起來活動活動後好像又好了。去上班的時候都沒有什麼問題，可是中午要去吃飯時，腳跟的疼痛感又會出現。本來只覺得右腳會痛，可是今天早上，連左腳都開始有點不對勁了……

好痛！令人害怕的早晨第一步

足底筋膜炎，按字面上的意思，就是足底筋膜「發炎」所產生的足底疼

足底筋膜在哪裡

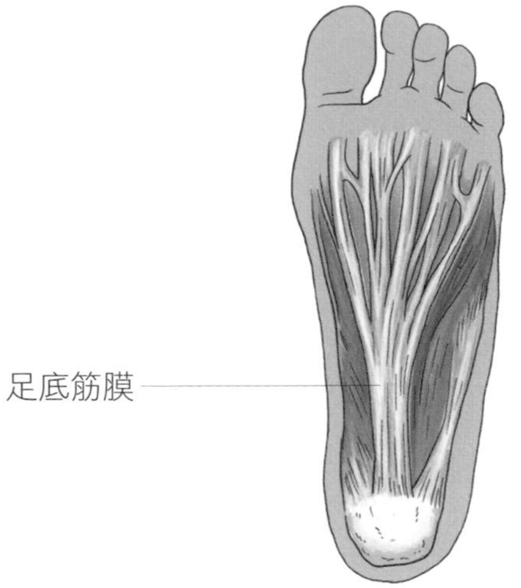

- **足底筋膜**：從跟骨內側通過整個足底，像扇子般的形狀延伸到五根腳趾頭。

痛。過去在醫學上一直是這麼認為的，但是，近期的研究顯示：在患者受傷的組織中，並沒有發現所謂的發炎細胞。所以，學者們做出了一個更為合理的定義：**足底筋膜炎是筋膜因為「過度使用」，或是慢性微創傷後的「肌腱退化」所造成的疼痛**。

典型的足底筋膜炎，疼痛的位置通常在「足跟內側」。尤其是早上起床踏出去的第一步，或是久坐之後站起來的第一個步伐，疼痛的感覺最為劇烈。開始走路活動之後，疼痛會稍微減緩，但走久之後又會開始痛，甚至延續到整個足底。

由於疼痛的程度經常反覆不定，因此許多人容易在初期時忽略這個問題。**當足底筋膜開始疼痛時，前三個月的治療效果較好**，之後就需要花費更長的時間才能改善。

再強的筋膜，也禁不起過度折騰

要了解造成足底筋膜炎的真正原因，首先要從足底筋膜的結構，以及走路時足底筋膜的受力模式開始說起。「足底筋膜」也稱做「足底腱膜」，是位在足底一種相當強壯的結締組織纖維質，從跟骨內側通過整個足底，像一面扇子的形狀延伸到五根蹠骨，連動著五根腳趾頭（請參閱「足底筋膜」p.099）。

我們行走時，足底筋膜不停地活動著，時而延展時而收縮，讓我們可以有效率地往前行進。結構上，足部的骨骼藉由足底筋膜緊密地聯繫在一起；功能上，足底筋膜形成「足弓」的構造，讓足底在受力和推進時，都能有足夠的力量完成這些活動。

在步行週期中，當一腳足跟離地，另一腳還留在地面準備推進時，足底筋膜是被延展開來的。就像是一個軸心在前足的滑輪轉軸系統，足底筋膜被延展的同時會形成張力，將足跟和前足堅固地穩定住。下一個步驟，也就是在推進時，足弓也是由足底筋膜來維持穩定，同時發揮「避震器」的效果，承受身體的重量以及來自地面的衝擊力。

足底筋膜連結於跟骨的位置，有部分的結締組織連結自阿基里斯腱，所以，行走時也需要小腿後側的力量，同時一起作用來穩定足部、穩固步伐。實際上，**身體上上下下所有的「筋膜」都是連在一起的，需要相互配合，才得以發揮最高的效率**，沒有任何一個身體部位可以獨立作業。這也是為什麼當某個部位一出現問題時，人體的「代償機制」可以馬上啟動，讓身體得以繼續運作的原因。

足弓異常造成足底筋膜炎

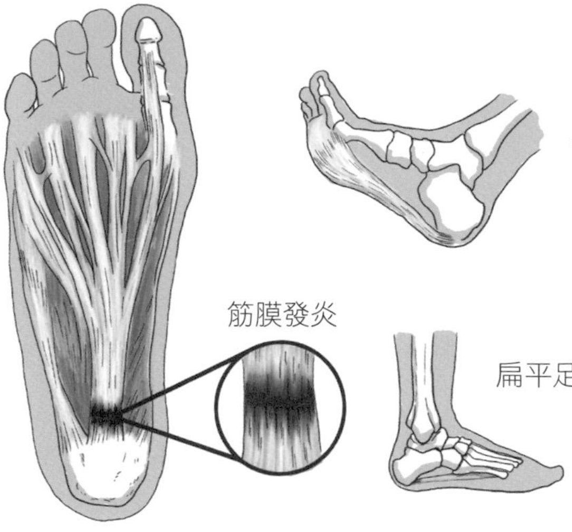

● **足底筋膜炎**：足底筋膜是形成「足弓」的主要結構，高弓足和扁平足都會影響到足底筋膜的受力模式，引發足底筋膜炎。

足底筋膜炎的發生原因

原因① 足弓的功能異常

足底筋膜炎的發生，和「足弓」的功能與結構有非常密切的關係，無論是**「高足弓」或「扁平足」都是危險因子**。當足底筋膜過度塌陷，也就是足弓過低形成「扁平足」的時候，足底筋膜的張力會較弱；而「高足弓」的族群，足底筋膜則會彈性不足。這兩種情形，都會讓筋膜在步行時承受更多的壓力，甚至提早退化。

原因② 下半身負擔較重

經常需要久站、久走、跑步的族群，例如：老師、空服員、運動員、護理人員等，或是體重較重的族群，都會使足底筋膜過度受力，因而提高了足底筋膜炎發生的機率。另外，如果**阿基里斯腱較為緊繃，或是走路時腳步特別重、喜歡踮著腳走路，也會影響足底筋膜步行時的正常機制**，讓足底筋膜炎容易找上門。

原因③ 穿錯鞋子

除了步態上的習慣可能造成足底筋膜炎，**穿著不適合的鞋子，也可能是危險因子**，例如：鞋跟太高，讓趾頭在走路時沒有空間活動；鞋底太軟或太薄，讓足跟在步行時沒有足夠的保護，這些都會讓雙腳容易受傷。所以，若是發現自己穿著某些鞋款時，腳特別容易不舒服，甚至感到疼痛，就需要汰換掉這些鞋子，或是使用適當的輔助型鞋墊來改善，讓雙腳的受力恢復平衡。

改善疼痛的自療方法

想要徹底改善足底筋膜炎，一定要從多方著手。**初期目標先著眼於「疼痛的緩解」，等疼痛較為趨緩之後，就要學會「正確的走路方式」**，才能徹底解決足底筋膜炎的問題。以下六種方法，皆可於急性疼痛或平日保養上多加運用。

方法① 冰敷腳底

許多人在足底感到疼痛的時候，都喜歡泡熱水讓腳舒服一點。但如果是**足底筋膜炎，則需要以「低溫」來鎮定疼痛！可以使用冰敷袋，或是直接將雙腳浸泡在冰水中**，一天三～四次，一次十五～二十分鐘，有助於舒緩足底的疼痛，減少不適感。

方法② 熱敷小腿

腿部確實有些部位可以採用熱敷，但要敷對位置：**腳踝以下建議冰敷以鎮定疼痛；若是要熱敷則可以敷在小腿上**。前面提過，過於緊繃的阿基里斯腱也會造成步態的異常，用熱敷的方式可以舒緩緊繃的小腿肌肉，是一個簡單好用的作法。同樣的，一天三～四次，一次十五～二十分鐘，用濕熱的毛巾或熱敷袋環繞小腿，可讓肌肉放鬆，對於足底筋膜炎也會有所幫助。

方法③ 穿對鞋子

別低估了每天被「踩在腳底下」的鞋子，鞋子是否舒適、合腳，可說是維繫人體健康的重要基礎！尤其當足底筋膜發炎疼痛時，鞋跟太高、鞋底太軟、鞋底太硬的鞋子，都不要再穿。已經穿了很久、磨損很嚴重的鞋子，也不適合。**足底筋膜炎發作的期間，盡量穿「足弓處有支撐設計」的鞋款**，以減少足跟過多的摩擦和受力。

方法④ 使用減壓鞋墊

如果不確定鞋子是否合適，**可以使用能舒緩足底筋膜炎的輔助鞋墊**。足底筋膜炎適用的鞋墊，主要作用在「降低足跟部位的壓力」。**先確認自己是「高足弓」或「低足弓」之後，再選擇適當的減壓鞋墊來做支撐**。足跟減壓的範圍大小和深度，要根據個人疼痛的部位來決定。

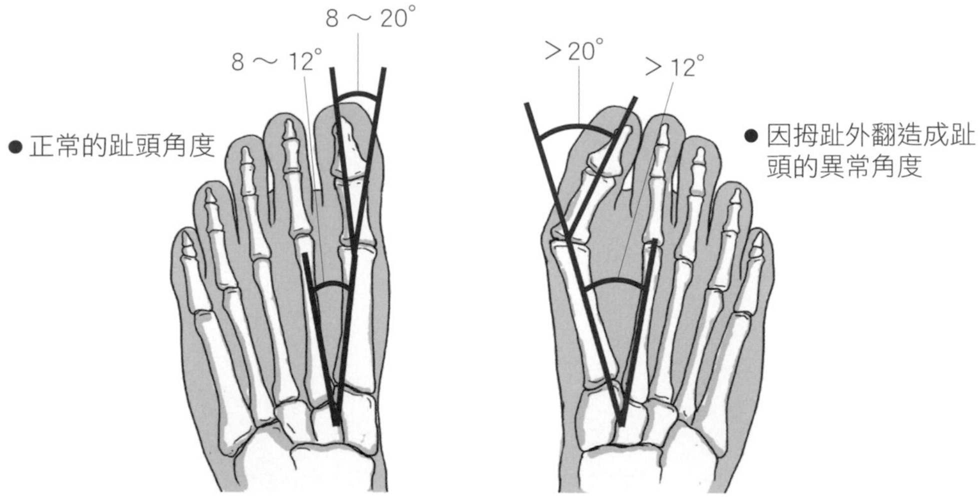

拇趾外翻程度分級

角度判別	正常	輕度外翻	中度外翻	重度外翻
第一和第二蹠骨之間的角度	8~12 度	12~13 度	13~20 度	＞ 20 度
大拇趾和第一蹠骨之間的角度	8~20 度	20~30 度	30~40 度	＞ 40 度

方法⑤體重控制

體重過重，造成下肢負荷壓力過大，也是導致足底筋膜炎的危險因子，**「適度減重」能有效預防和明顯地改善足底的疼痛問題。**

方法⑥運動伸展

要預防或改善足底筋膜炎，**平日請針對「小腿後側」進行適度地伸展。**（請參閱「三分鐘速感保健操——腓腸肌」p.216）

症狀2 拇趾外翻與小趾內翻

走路時大拇趾總是磨得好痛，這是拇趾外翻的前兆嗎？

嘉芬今年二十歲，平常是兼職的外拍模特兒，因為自己的喜好和工作關係，幾乎每天都穿著高跟鞋。最近突然發現自己的腳板似乎愈來愈寬，而且腳板兩側的皮膚都粗粗的，每次試穿新鞋的時候，外觀看起來，小趾頭側邊會突出一塊，甚至會造成疼痛。

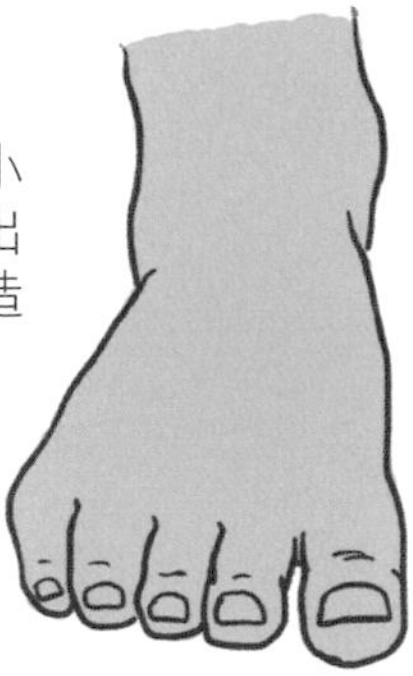

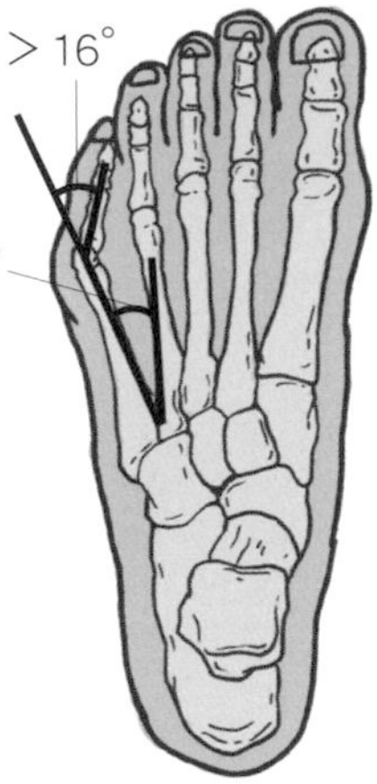

因小趾內翻造成趾頭的異常角度

小趾內翻程度分級

角度判別	正常	異常
第四和第五蹠骨之間的角度	約 6.2 度	＞ 10 度
小拇趾趾骨和第五蹠骨之間的角度	約 10 度	＞ 16 度

總是覺得趾頭好緊，脫鞋之後趾頭會有點紅腫，按摩或是泡泡熱水才會比較舒服。看電視上說很多女明星都有「拇趾外翻」的問題，甚至需要開刀治療，但是自己的腳現在好像也不會痛，只是很多漂亮的鞋子不太能穿而已……

「拇趾外翻」的三種級數

拇趾外翻的情況，為大拇趾的趾頭和前足的蹠骨之間，出現一個く型的角度，嚴重的時候會造成拇趾旁紅腫、滑囊發炎，甚至趾頭變形。醫學上將拇趾外翻的程度分為三種等級，判斷時需要拍攝足部X光片，從足底骨骼的角度來判讀。

受連累的「小趾內翻」

小趾內翻通常不會單獨出現，而是大拇趾嚴重外翻後，導致身體產生更多代償反應的結果。判斷

拇趾外翻居家檢測

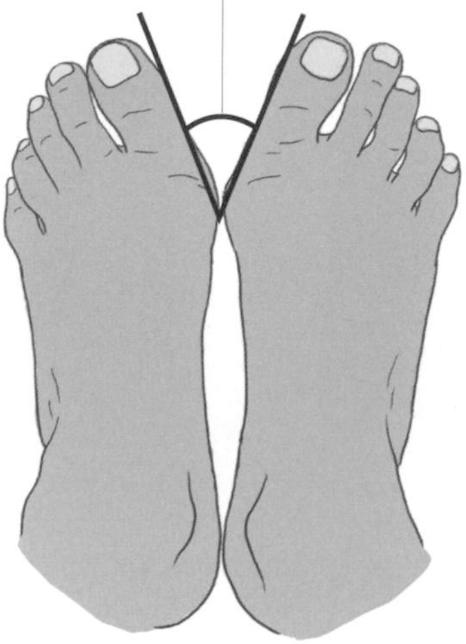

● **居家檢測：**將雙腳內側併攏，觀察自己兩隻拇趾靠攏時的夾角，超過 30~40 度表示有拇趾外翻。

上，同樣需要透過X光片，從骨骼的角度來判讀。

自己就能測量「腳趾角度」

如果沒有X光片可以判斷，想要在家簡易的檢測腳趾的角度是否正常，可以先從「拇趾外翻」檢視起——**將雙腳內側併攏，觀察自己兩隻拇趾靠攏時的夾角，正常會在三十度以內**。超過三十~四十度這個範圍，就要開始注意可能有拇趾外翻的傾向，注意自己是否會感到疼痛，或是有鞋子不好買的情況。

注意「悄悄歪斜」的初期警訊

初期的拇趾外翻通常不會有明顯的疼痛，除了大拇趾的關節側面比較向外突出、拇趾往內傾斜的狀態之外，不太會有其他感覺。但是，如果遲遲不理會，就有可能因為過多的摩擦而產生疼痛，包括關節出現滑液囊腫或是紅腫破皮。

拇趾一旦開始外翻，角度就無法自行回正，只能夠避免惡化，並且降低併發「小趾內翻」的可能性。及早發現可以做適當的矯正處置，避免更多結構上的變形。

什麼樣的人容易拇趾外翻？

造成拇趾外翻的原因非常多，醫學上也有許多不同的推論。目前已經發現**最相關的兩大原因，一個是「遺傳」，另一個是「身體的施力」**。而女性與男性的好發比例約為十比一，小趾內翻也多數發生在女性身上。

原因① 家族遺傳因素

過去許多人都認為，拇趾外翻和穿著高跟鞋或太緊的鞋款有關。的確，**如果已經有拇趾外翻的傾向，繼續穿著不正確的鞋款會加速惡化，甚至引發小趾內翻**，但這並不是最根本的原因。我曾經看過八歲的小朋友、還有四十多歲的中年男性，都在沒有穿高跟鞋的情況下，就已經有很明顯的拇趾外翻情況。也有學者針對一〇三位拇趾外翻的中、重度患者進行研究，發現其中高達百分之八十三的人有拇趾外翻的家族病史。所以，**如果家中有這方面的遺傳因子，在步態及鞋款的挑選上，就需要更為謹慎注意**。

原因② 拇趾關節受力過度

當我們行走時，身體各個關節的受力環環相扣，下半身的各個部位都可能造成拇趾關節的過度受力，形成拇趾或小趾角度傾斜變形。重要的成因有以下幾項：

- **第一蹠骨過長或過短**：拇趾外翻指的是「大拇趾的趾骨」和「第一蹠骨」之間所形成的角度。當骨骼本身過長或過短的時候，都會讓這個關節的負重增加，造成拇趾外翻。
- **拇趾過鬆**：在步行週期中的站立末期，腳準備要「推進」時，壓力會集中在第一蹠骨前端，這個位置比起其他的蹠骨，需要承受兩倍以上的負重。當關節過鬆時，關節本身的穩定度就會不夠，自然容易在壓力過大時讓關節變形。
- **後足內翻**：這是足弓塌陷的一種，也是最常見的扁平足。當足弓太低時，身體需要增加推進時所用的力量，也會對拇趾關節帶來壓力。
- **橫弓過低**：橫弓過低同樣是扁平足的一種表現。當橫弓過低時，前足的蹠骨需要承受更多的壓力，所以除了拇趾外翻之外，也可能造成前足底長繭。
- **踝關節背屈不足**：踝關節在步行週期的站立階段，需要足夠的背屈角度來往前行。尤其從初次著地期到站立中期這段期間，也就是足弓發揮作用，由足跟受力開始穩定步伐的時候，如果踝關節背屈角度不夠，身體需要代償，也會讓前足過度施力，造成拇趾外翻。

從鞋子著手，讓外翻角度不再加劇

方法① 使用矯正型鞋墊

目前醫學上針對下半身受力和施力的改變，做出相對應的受力支撐、輔助行進的有效方法之一，就是使用「矯正型鞋墊」。

簡單地說，拇趾外翻就是關節的變形，而關節一旦「翻出去」，就翻不回來了。因此，早期發現非常重要。如果**有家族病史，或是觀察到自己有拇趾外翻的跡象，建議直接開始使用矯正型鞋墊，並且要調整步態的用力模式，**減少第一蹠骨的壓力，才能減緩情況的惡化。

- **拇趾外翻鞋墊之特點：**拇趾外翻使用的矯正型鞋墊，需要客製化訂做。誠如前面所說，形成拇趾外翻的因素有很多，其中任何一個環節都有可能是背後真正的原因。當拇趾外翻已經發生，在站立末期和擺動前期的壓力會失衡，**訂製鞋墊時，會根據「足底壓力分布」，做減壓的設計和調整。**
- **小趾內翻的矯正鞋墊：**針對小趾內翻所設計的鞋墊，會在「第五蹠骨」的位置上做減壓處理。如果是拇趾外翻合併小趾內翻，此時足弓的功能更加單薄，每一次的行走推進都會特別吃力，第一和第五蹠骨的負重會更沉重。所以，**針對這樣的患者所訂製的鞋墊，就要更注重「足弓的支撐」和「蹠骨的減壓」**。

方法② 選擇減壓型鞋款

除了使用適合的輔助鞋墊，**平時穿著鞋子時，也要選擇楦頭較寬、較有彈性，或是鞋身材質較柔軟的鞋款，最好也能盡量避免穿高跟鞋**，以減少前足的壓力。如果因為工作或穿搭一定要穿高跟鞋，請搭配減壓鞋墊，並縮短穿著的時間，減少對足部造成的傷害。

症狀3 足弓問題引發的腳底痛

一走就痛、一走就累，是無法挽回的初老症狀嗎？

今年剛滿五十歲的劉媽媽，最近正為走路問題所苦。她懷疑可能是自己年紀大了，走路開始晃來晃去，走得又慢，常常來不及過馬路。最不舒服的是，只要走一走腳就會痛，也找不到穿得舒服的鞋子。出去買菜時，因為走路實在太吃力，她只好帶一把直傘當拐杖。此外，平常她腳底一直都會長繭，用剪刀剪去厚皮還是會再長，而且愈來愈痛……

「足底痛」不一定就是「筋膜炎」

許多人只要足底疼痛，就直接自我判斷是「足底筋膜炎」。其實，引發足底疼痛的原因有很多，包括：腱鞘囊腫、足底纖維瘤、神經瘤等都有可能。一旦出現這樣的症狀，都要由醫師以專業檢查確認後，再進行適當的治療。若是照了X光片，做了各式各樣的檢查，就是找不出異常，腳卻還是不時疼痛，這可能就和你的「足弓」有關了！

「足弓過高」和「足弓過低」，都會造成步態上的失衡，進而引發疼痛。而且還會因為個人關節的活動度不同，衍生出其他併發的問題。

「低足弓」是腳疾大灶

低足弓也就是俗稱的「扁平足」，發生的比例要比高足弓來得高。和拇趾外翻一樣，低足弓有一部分原因來自於先天因素，但後天如果沒有照護好，就會讓情況更加惡化，造成身體各部位的代償現象，進而引發疼痛。

就症狀表現而言，低足弓經常會引起腳底疼痛，嚴重時還會造成足底筋膜炎、拇趾外翻、小腿痠痛、膝蓋退化、腰痠、不耐走、跑不快等現象。步態上則容易有走路很重、很拖、外八等可能的異常表現。正因為低足弓有部分是來自遺傳，**如果小朋友在六歲之後，經常會喊「腿痠」、「跑不動」，或是有步態上的問題，都建議儘早觀察是否有扁平足的傾向。**

「高足弓」充滿壓力弱點

足弓過高的族群，會因為腳底的受力面積範圍縮小，而讓雙腳在壓力分布、吸震力和平衡感方面都相對受限。最明顯的影響，就是踝關節的活動度較低，使得壓力分布集中在足底外側和蹠骨前端的位置，導致這些部位容易疼痛、長繭，甚至骨裂。此外，因為吸震力和平衡感不足，高足弓的族群也容易腳底疼痛，出現經常性的踝關節扭傷，使外踝顯得腫大。

嚴重的高足弓還可能會讓腳趾頭變形，形成爪形趾或錘狀趾，在步行時出現不自主的蹺曲收縮。這樣的收縮狀態，會使蹠骨過度受壓，所以也容易造成蹠骨疼痛，或是前足的神經壓迫。

足弓異常的代償作用一：扁平足的前弓／後弓塌陷

扁平足若再加以細分，還可分為「前弓塌陷」或「後弓塌陷」，分別是由「後足內翻」或「前足內翻」所造成。這兩種類型的足弓塌陷，會在身體不同的位置反應出不同的代償現象，進而衍生出各種不同的問題。

原因① 後足內翻→前弓塌陷

這是最常見的扁平足表現，**大約有八成以上的扁平足都是「後足內翻」**

正常足弓與高、低足弓比較圖

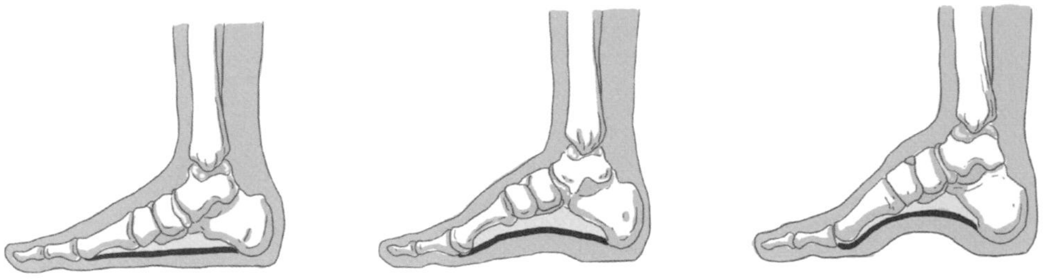

低足弓　　正常足弓　　高足弓

- **「足弓過高」和「足弓過低」**：這兩種情況都會造成步態上的失衡，進而引發疼痛。而且還會因為個人關節的活動度不同，衍生出其他併發的問題。

所引起的。後足內翻是指在無負重時，距骨下的關節（也就是小腿連結腳底的關節）在平衡狀態下，後足的跟骨有一個往內翻轉的角度。這個角度會使身體在負重時啟動代償作用，導致後足及踝關節塌陷。有些扁平足族群在踝關節前外側會有過多的摩擦，皮膚上甚至有粗糙的硬皮，這都是屬於後足內翻的現象。

雖然後足內翻會引發足弓塌陷，但嚴格說來，它不算是足弓本身的問題，而是踝關節對應小腿的角度異常所造成的。起初發生時，小腿的角度會一併受到影響，所以會出現O型腿的外形，代償後則會依據身體的肌力狀態而跟著改變，但最後足弓都會變得塌陷，進而影響到步態及受力。

特徵檢索

後足內翻常見的表現包括：蹠骨容易長繭、跟骨長骨刺、小趾內翻、小腿容易痠、膝蓋疼痛及下背疼痛。

原因② 前足內翻→後弓塌陷

後足及踝關節在無負重的平衡狀態下，前足會有一個往內翻轉的角度。若是在負重時，踝關節的角度會偏移而內旋，跟骨也會往外翻轉。這類型的扁平足，通常反應出的問題比較明顯而嚴重。

特徵檢索　前足內翻常見的表現包括：拇趾外翻、蹠骨疼痛、足底筋膜炎、腰痠等。

原因③ 其他因素

除了以上兩種最常見的情況，**扁平足也可能是由其他因素造成的，像是在六歲前足底的刺激不足、缺乏運動、家族遺傳、韌帶過鬆、創傷紀錄等**，無論是哪一種原因引起的扁平足，最重要的是要讓行走時的壓力平均分布，避免特定關節過度使用，以減少其他衍生的問題。

足弓異常的代償作用二：高足弓的形成原因

原因① 遺傳因素

造成高足弓最常見的原因，還是跟遺傳有關。此時在無負重的條件下，後足同樣會有內翻的情況。和低足弓的代償反應不同的是，高弓足會因為關節相對僵硬，韌帶過於緊繃，讓橫弓產生一個往上的張力，而形成高足弓的表現。

原因② 神經系統病理問題

因為**神經傳導的異常，使得足部肌肉張力過高，也會形成高弓足**。與扁平足比較起來，高弓足發生的比例確實較低，然而一旦足底的弓型較高，所帶來的疼痛以及對步態的影響，會比扁平足來得明顯且嚴重。

支撐、減壓：矯正型鞋墊該怎麼用

改善低足弓和高足弓最簡單的方式，就是使用「矯正型的鞋墊」，另外，市面上有許多「機能型的鞋款」，對於改善足弓高度也會有所幫助。

方法① 低足弓矯正關鍵：內側支撐

在選擇鞋款或鞋墊時，原則上要有「足弓內側」受到支撐的感覺。如果是後足內翻，「足弓後側」會比較需要支撐；前足內翻則是在「足弓正下方」，也就是橫弓的位置加墊比較有感覺。材質上要具有彈性卻不過分柔軟，才能夠達到支撐的效果。

根據我的觀察，**亞洲人和歐美人的足型還是有些許不同，因此鞋款的設計也會不太一樣**。歐美的一些品牌，會著重在足弓偏後側位置的支撐，所以有些人穿機能鞋款時，會感覺後足弓被支撐得比較高，橫弓的位置反而沒有明顯的支撐，不然就是支撐太多。剛開始感覺還不錯，但走一會兒之後腳就開始痛，這就表示鞋款的支撐方式不適合自己，對於改善足弓的幫助有限。

方法② 高足弓改善重點：減壓設計

高足弓的人要選購鞋墊時，要尋找有「減壓設計」的款式。因為高足弓的足底受力面積較小，除了「足弓內側」要有足夠的高度來協助分散壓力，在「蹠骨」的位置最好也能做局部的減壓，才得以舒緩足底緊繃的小肌肉。

此外，足弓高的人在穿鞋子時，腳背會特別隆起，因此，建議要選擇**鞋身較富彈性，或是材質柔軟的鞋子**，盡量減少鞋身對腳部施加的束縛與壓力。

高足弓的弓型若是放鬆之後，腳長會稍微增加一點，這是很常見的現象。曾有患者在穿著矯正鞋墊後，腳的尺碼大了一～兩號，雖然需要重新買鞋，但是腳部的僵硬疼痛獲得大幅改善，走起路來不再那麼吃力，讓她非常開心。

症狀4 胼胝、雞眼與疣

只是長了「小疙瘩」而已，有需要看專科醫生嗎？

惠婷半年前決定要減重，報名了住家附近的健身中心，每個星期固定有三天晚上去運動，在健身房洗完澡再回家休息。但是，最近走路的時候，她總覺得腳底刺刺的，本來以為是鞋子裡有碎石，後來才發現腳底長了一顆顆壓了會痛的東西。她上網查了一下，似乎是長了「雞眼」，到皮膚科診所檢查後，醫生說其實是「疣」……

難纏的腳底「三刺客」

許多人對腳底的「厚皮」都不以為意，市面上也有專門磨腳皮的工具，大家都習慣自己處理。其實，腳底長出的厚皮，可以分為「胼胝」、「雞眼」和「疣」三種可能：其中，**「疣」是經由病毒所傳染；我們俗稱的「繭」和「雞眼」，則和步態姿勢有關**，處理方式各有所不同。

胼胝就是「繭」

就醫學上的定義而言，「胼胝」是一種皮膚角質增生的現象，因為特定部位的摩擦及壓力過大所造成，俗稱為「繭」。長在腳底或趾頭，久而久之若生成一個中央核心，就會變成較難處理的「雞眼」。

長「雞眼」就像踩地雷

腳底的皮膚因為摩擦過度，而使角質變厚形成了一塊塊硬皮，若是長繭之後一直不理會，時間久了，繭裡頭往內長出一個核心，就會形成「雞眼」。雞眼從外表看起來像是有一圈圓形的繭，邊界明顯，外觀稍微隆起，有如深入皮膚層的圓錐角狀物。當長得較深的時候，走路壓迫到就會痛。

「疣」具有傳染性

疣也是一種腳底生成硬皮的表現，雖然「疣」從外形上來看，跟繭、雞眼很像，但形成的原因和處理方式完全不同。**這是一種「人類乳突病毒」的感染**，視感染部位而定，也會有不同的表現，通常不會只有一處感染，病毒的潛伏期平均為四個月，所以，很多人在感染之後，過了好幾個月才開始有疼痛的感覺。

胼胝（繭）、雞眼、疣是怎麼走出來的？

原因① 腳底過度受壓和摩擦→胼胝

出現胼胝的部位，也就是長繭的地方，都和過度受壓有關，所以患部會沿著步態的重心分布區呈現，最常出現在蹠骨附近，面積範圍可大可小。剛開始通常不會有明顯的感覺，只會覺得腳底的硬皮很多。時間久了之後，受力的關節可能會在走路或久站後感到痠痛。

這種因為長期摩擦而造成的局部角質增生，也算是一種代償表現。**足弓**

胼胝（繭）、雞眼、疣生成原因

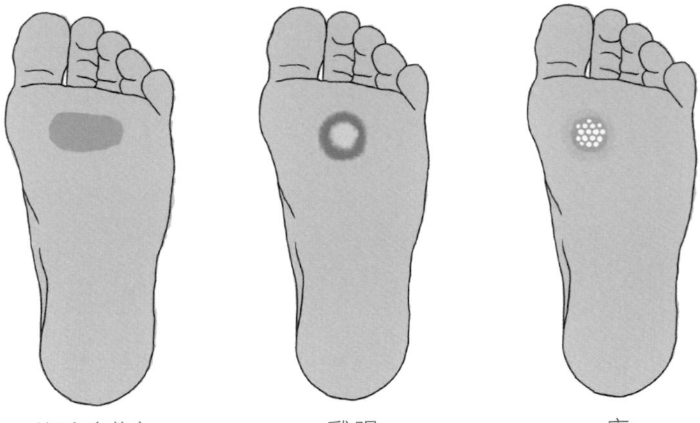

胼胝（繭）　　雞眼　　疣

●**腳底三刺客**：胼胝通常範圍會比較大，有時在小趾外側也有；
雞眼的話是中心點有一個像核心的硬質；
疣會有一小顆一小顆的粗糙小顆粒。

過高、足弓過低、步態錯誤、穿著不適當的鞋子，都有可能讓腳底長繭。通常，受力較多的部位會比較容易長繭，包括第一、第二和第五蹠骨，以及拇趾和小趾的側邊，還有爪形趾或錘狀趾。

原因② 角質增生壓迫真皮層↓雞眼

雞眼內部的中央核心，被多層角質厚皮所圍繞、覆蓋，可能會尖銳突起，初期通常不會有明顯的疼痛，但累積一段時間後，當中央核心增生刺激到腳底真皮組織，壓迫到真皮層或神經時，就會像小石頭卡在腳底般，產生刺痛的感覺。

原因③ 遭受病毒感染↓疣

在腳底形成的疣，主要是受到病毒感染。初期在外觀上同樣會長出一片厚厚的硬皮，後期則會明顯開始出現半透明或灰黑色的粗糙小顆粒，按壓或摸起來時，就像是小石粒刺進腳底、卡在腳底的感覺，通常只有走路和站立時才會感到疼痛，在無負重的狀態下，多半不會有感覺。

3 檢測 功能性扁平足「前弓塌陷」或「後弓塌陷」

功能性扁平足，還可以細分為不同程度的足弓塌陷與代償表現。「前弓」與「後弓」不同位置的塌陷，起因於後足內翻或前足內翻，並會造成代償反應下的 X 型腿或 O 型腿，或是內八、外八等問題步態。

【檢測方法】輕鬆站立著，雙腳微開與肩同寬，檢測者由受試者的後方觀察足後跟阿基里斯腱的位置。

【評估結果】

塌陷位置	前弓塌陷	後弓塌陷
檢測指標	在前弓塌陷的情況下，代償後阿基里斯腱與地面垂直。後足內翻容易產生腿痠、膝蓋痛和腰痠的問題。	在後弓塌陷的情況下，阿基里斯腱往外扭轉。前足內翻容易出現拇趾外翻、足底筋膜炎和小腿肌腱炎的問題。

4 檢測 「X 型腿」與「O 型腿」比一比

X 型腿與 O 型腿除了影響外觀，也會讓雙腿的壓力分布失衡。

【檢測方法】站立時雙腳併攏，檢測者由後方觀察受試者的兩側膝蓋分合狀態。

【評估結果】

腿型狀態	正常	X 型腿	O 型腿
檢測指標	雙腳併攏時，兩側膝蓋之間的距離在無縫隙～兩指的指幅之間。	兩側膝蓋併攏時，腳底間卻有空間無法併攏。	雙腳併攏時，兩側膝蓋之間距離超過兩指幅。

5 檢測 觀察「髕骨朝內」還是「髕骨朝外」

髕骨的位置，有可能影響腿型與內八、外八的步態。因此觀察髕骨的位置，可以初步判斷走路時膝蓋的受力習慣。

【檢測方法】輕鬆站立著，受試者的腳趾頭垂直面向檢測者，檢測者由前方觀察受試者的兩側髕骨位置。

【評估結果】

髕骨狀態	正常	膝關節內轉	膝關節外轉
檢測指標	髕骨朝向正前方。	髕骨朝向內側，顯示膝蓋內側壓力較高。	髕骨朝向外側，顯示膝蓋外側壓力較高。

避免「角質」與「病毒」作怪的三大原則

方法① 淘汰不合腳的鞋子

不合腳的鞋子會讓腳底長出繭，甚至衍生出雞眼。**不適合的鞋款，最明顯的就是那些過高和過細的高跟鞋、楦頭過窄、尺寸過小、鞋身過硬等鞋款。**尤其是女性，經常會為了美觀漂亮，長時間穿著過度壓迫腳部的鞋款，當腳底的特定部位長期過度受壓，就會長出厚皮，進而形成胼胝或雞眼。

方法② 改善錯誤步態

許多錯誤的步態，都會使腳底的受力失衡，造成雙腳走路時的受力點不平均。前面曾提過，在步態週期中的推進過程，腳底需要負荷身體的重量，因而承受著相當大的壓力，一旦步態錯誤，壓力會更容易集中在蹠骨的特定區塊，反覆發生後就會產生厚繭。

方法③ 嚴防病毒感染

相對於「繭」是由過度摩擦受壓所形成，「疣」則是和病毒感染有關。**最常見的感染途徑，就是在游泳池、健身房、瑜伽教室等公共場合赤腳走路。**除了注意清潔和衛生，自身的免疫力也是重要關鍵。

剪厚皮？挖雞眼！千萬別這樣做

不同的形成原因，就要以不同的對應方式來解決。平時最常見的處理「硬皮」方式，不是「磨掉」，就是「剪掉」或「刮掉」，但這都是錯誤的方法！我曾經看過不少因為用剪刀剪掉硬皮，卻不小心剪到真皮層，造成流血甚至感染的案例，所以，一定要避免使用這些錯誤的方法。先不提這樣做其實很痛，這些局部的硬皮之所以會形成，就表示身體有某個環節出了狀況，才會有這種異常發生。追根究柢找出原因，並加以改善，才是根本之道。

藥治法① 胼胝、雞眼：圈狀與藥性貼布

胼胝和雞眼這兩者的成因雷同，所以改善方式也很類似。首先，要換掉不適合的鞋款，太緊、楦頭太尖、穿了會痛的鞋款，都是讓腳底反覆長繭的原因之一。

如果平時走路還有腰痠背痛等不適症狀，則要檢視自己的步態是否異常，或足弓是否太高或太低。如果確定問題出在足弓，最好使用適合的矯正型鞋墊，甚至在長繭部位做挖空的減壓處理，以減少此處所受的壓迫。

胼胝通常不至於造成行走時的困擾，雞眼受到壓迫則會疼痛。市面上有所謂的**「雞眼貼布」，亦即在貼布中間留一些空間，減少走路時患部被壓迫到而疼痛的狀況，可加以運用**。有些貼布內有塗上藥膏加強軟化角質，使用

這一類含有藥物的貼布前，建議先諮詢醫師以確保安全性。

藥治法② 疣：冷凍治療、水楊酸藥膏

疣的生成源自於病毒感染，所以更換鞋款或使用矯正鞋墊都於事無補，而是要去看皮膚科才對。**醫師會針對個人的病況和症狀表現，進行冷凍治療、抹水楊酸藥膏等不同的處理**。千萬不要自行把疣挖除，以為剪掉或挖掉就會好，這可能會引發更多不必要的感染！

膝蓋和小腿
關節退化、長骨刺非得開刀嗎？

經常感覺膝蓋痠軟無力？看起來腫腫的，有時候會痛？小腿的「蘿蔔」又大又硬？容易抽筋，而且沒走多久就覺得痠痛……足底異常往上傳來的代償壓力，上身姿勢不正往下壓的負荷，都很容易反映在膝蓋和小腿這段部位。其實，膝關節裡的軟骨很厚，也很扎實，從磨損到發炎需要很長一段時間，小腿的疼痛、腫脹問題，初期也都有一些徵兆可以留意，在還未出現嚴重的磨損和變形之前，可以透過步態導正和脊骨神經醫學的調整來抑制惡化。

症狀1 膝關節退化

運動會不會讓關節退化變得更嚴重？

張伯伯今年剛滿七十歲，以前喜歡去走走步道或是爬山，最近幾年則覺得膝蓋經常「卡卡」的，上下樓梯時變得比較吃力，偶而會有痠痛和無力的感覺。有朋友說：「這種痛要多走路，痛完了就會通，通了之後腳就好了。」但是張伯伯看到附近鄰居年紀跟他差不多，卻已經要去換人工膝關節了，讓他很擔心到底該怎麼辦……

為什麼關節會磨損、長骨刺？

所謂的「關節退化」，是指骨骼和骨骼之間，用來避震的「軟骨」被大量耗損後「變薄」，關節空間於是變得狹窄，而出現發炎的現象。關節退化可能出現在任何一個需要負重的可動關節處，常見的部位包括：頸椎、腰椎、髖關節、膝蓋等。當關節錯位或長期排列不當、過度使用，就容易造成磨損，而形成「關節退化」。

關節被磨耗到會產生疼痛的階段時，醫學上稱為「退化性關節炎」，在關節處會有發炎、紅腫、脹熱等表現。大家經常聽到的「長骨刺」，其實就是退化性關節炎的俗稱，這是身體關節處因為經常支撐受力，需要更多的表面積來承受重量，因而造成的骨質增生。當這些骨骼外緣多長出來的「刺」刺激到周圍的組織時，就可能造成關節的疼痛發炎。

關節退化的階段性徵兆

初期症狀：無力、僵硬、喀喀響

膝關節發炎最常見的初期症狀，包括：上下樓梯膝蓋無力，走路、蹲下或是從椅子上站起來時，膝蓋會發出「喀喀」的響聲，早上起床則容易感到僵硬。在這個時期，膝蓋通常不會有明顯的疼痛，也沒有紅腫、脹熱或發炎

退化性關節炎

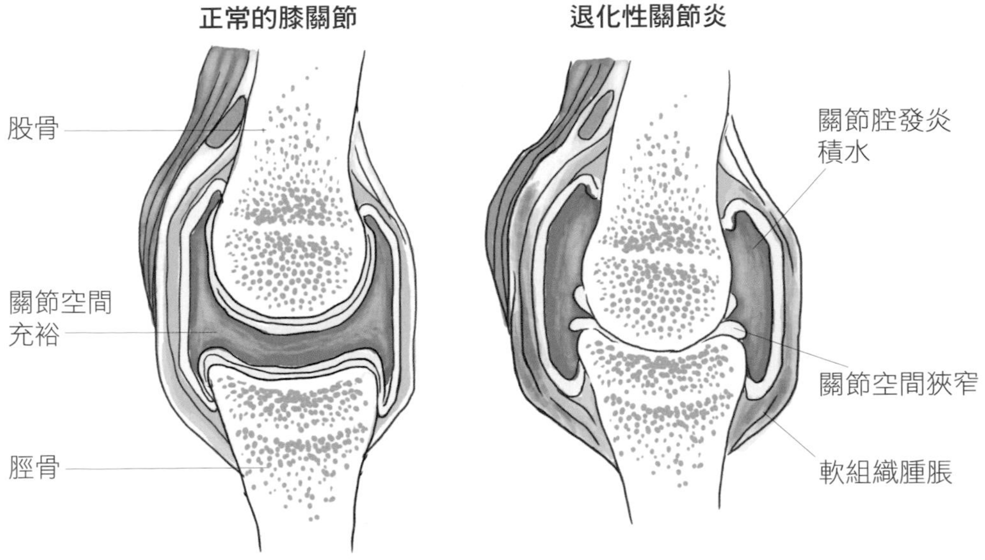

的情況，也因為不太會影響到生活作息，的確很容易被忽略。

中期症狀：卡卡、澀澀、間歇痛

中期的症狀表現，膝蓋會在**活動時開始有較為明顯的疼痛，或是不靈活的感覺**，有些人會形容這種不適感像是「潤滑不夠」、「卡住」一般。活動一陣子後，疼痛感會逐漸減緩，但如果走太久、站太久，疼痛又會再次發生。

嚴重磨損：腫脹、動作受限、一走就痛

出現中期症狀之後，如果還是沒有積極治療，就可能會加速關節的磨損，演變成嚴重的「退化性關節炎」。這時，**關節會有明顯的腫脹發炎，膝蓋也無法靈活地彎曲和伸直，甚至只要一走動就會感到疼痛**。到了這個階段，很多人已經無法上下樓梯，走路時也會一跛一跛、晃來晃去的，即使不照X光片，也可以看出膝關節的問題已經很嚴重了！

導致膝蓋失靈的原因

原因① 軟骨因年紀增長而耗損

原本扎實的膝關節軟骨會磨損甚至發炎，通常需要經過一段很長的時間，也因此，這種**退化現象通常好發於年長者**。

原因② 不良的步態與穿鞋習慣

足弓過高或過低、O型腿、X型腿、長期的錯誤步態、**一直穿著不適當的鞋子**，都是讓膝關節受力失衡，造成過度磨損而退化的危險因子。

原因③ 缺乏運動肌力流失

膝關節活動時，需要藉由大腿肌群的收縮及延展才能完成動作，負重時也要靠肌肉的力量來支撐。許多長輩因為**缺乏運動**，**導致肌肉量嚴重流失**，**形成「肌少症」**，站立或走路時肌肉無法協助支撐用力，關節的負荷自然就會增加。

原因④ 體重過重

在年長一點的媽媽族群裡，有一種很常見的體態——厚厚的肩膀、大大的肚子和臀部，但雙腿又細細的，唯獨膝蓋的部位特別腫脹。每次我看到這樣的體型，就知道她的膝蓋一定已經退化很久了！

這樣的體型代表她**很少運動**、**體重過重**、**脂肪長年囤積在腰、腹、臀這一帶，平常習慣駝背，再加上走路和站立時都沒有使用到核心肌群，下肢的肌肉量不足，身體重心分布放在腰椎（正確的受力位置應是骨盆），都使得膝蓋在活動時相當吃力**，自然容易過度負重而退化，也因此看起來腫脹而肥厚。

原因⑤ 運動傷害老症頭

青壯年族群的膝關節疼痛，通常是其他因素所造成的，例如，過去若有創傷紀錄，又沒有好好照顧治療，即使是年輕人的膝蓋，也可能會提早退化。

我有一個住在多倫多的好友，從高中時代就很熱愛運動，舉凡壘球、籃球、曲棍球，樣樣難不倒他。為了打球，他可以說是傷痕累累，不是滑壘時扭到膝蓋，就是摔倒扭傷腳踝，在籃球場上受的傷更是不計其數。年輕的時候，他總以為只要不會痛就是好了，還沒等傷勢完全復原，又迫不及待回到球場上。直到如今年過四十，膝蓋和腰椎的疼痛就跟氣象台一樣準時來報到，一發作就讓他彎不下去也直不起來，已經提早邁入了中期的退化階段。

開刀、輔具、營養品哪種方法好？

方法① 換人工關節真能帶來新「膝」望嗎？

碰到膝關節退化的問題，一般人常有的疑問就是：是不是一定要動手術、換人工關節？

事實上，無論身體的哪一個關節退化，**動手術或是換人工關節，都是別無他法之後的最終選擇**。我的確看過許多手術後，生活作息再也不受影響的成功案例；但也同時見證過一些手術之後狀況更糟的失敗案例。所以，只要還有可為，還能復健，盡量不要讓自己走到最後這一步。

在情況尚未太惡劣之前，請好好照顧自己的關節：**增強肌力、減少膝蓋負荷、正確地走路、適度補充營養，都可以減緩關節退化的速度**。

方法② 補骨的營養品該怎麼挑？

軟骨是由軟骨細胞組成，結構中最主要的成分為「膠原蛋白」和「葡萄糖胺」，加上「充足的水分」後，就可以有豐富的彈性來避震，並且保護我們的關節。

日常生活中，關節的活動過程會磨耗掉部分的軟骨，而身體會自主地再生製造軟骨細胞，所以，只要**「磨耗」與「再生」之間達成平衡，關節就不會退化**。當年紀愈來愈大，身體的新陳代謝變得較為緩慢，一旦身體來不及再生足夠的營養資源，導致軟骨耗損的速度超過再生的速度，加上關節本身受力失衡、關節中的潤滑液不夠等因素，軟骨就可能失去應有的彈性，形成磨損或微裂傷。

要避免關節退化，除了要**減少過度受力負荷，額外的「營養補充」也可以減緩磨耗。最常見的補充品，就是葡萄糖胺、膠原蛋白和維生素C及D**，其特性如下：

● **葡萄糖胺**：葡萄糖胺是人體內的一種胺基糖，存在於軟骨和結締組織之間，可以自行生成，是形成軟骨細胞很重要的營養素之一。軟骨中有足夠的葡萄糖胺時，關節裡的結締組織就可以有效吸收身體活動時的受力，也就是發揮類似避震的作用。

近年來，葡萄糖胺的相關產品非常多，有很多種類可以選擇，包括單方、複方、液體、膠囊、錠狀、膏狀等，讓人看得眼花撩亂，不知道該從何選購。目前**醫學已證實對退化性關節炎有效果的葡萄糖胺，成分為「葡萄糖胺硫酸鹽」**（也稱為「硫化葡萄糖胺」），英文是glucosamine sulfate（也可以拼成glucosamine sulphate）。

美國國家醫藥圖書館網站（NIH, U.S. National Library of Medicine），曾經公布了葡萄糖胺硫酸鹽在實證醫學上獲致的研究結果，其中多數研究是針對膝關節，但也可以用在其他部位，例如髖關節和脊椎。這些內容指出：葡萄糖胺硫酸鹽對退化性關節炎緩解疼痛的效果，與止痛藥acetaminophen或

NSAIDs（非類固醇消炎藥）雷同，差別只在於使用止痛藥物時，要達到不痛的效果約服用兩週左右，使用葡萄糖胺硫酸鹽則需要四～八週。

另外，**葡萄糖胺硫酸鹽除了有減少疼痛、增加關節功能的效果，長期服用也可能有助減緩關節磨損的速度**。有部分研究顯示：長期服用葡萄糖胺硫酸鹽，可以降低更換「人工膝關節」的可能性，而缺點則是對於嚴重的退化性關節炎患者、年長者或體重較重者，效果不如一般族群。

二〇〇二年刊登在《英國社區護理期刊》（British Journal of Community Nursing）的研究也發現，對膝關節退化症患者而言，一天服用一千五百毫克的葡萄糖胺硫酸鹽，和服用一千二百毫克的止痛藥（ibuprofen），兩者疼痛減緩的程度幾乎是相同的。然而，服用葡萄糖胺硫酸鹽的副作用比較少，不像止痛藥對胃部有很大的傷害。

正因為現在市面上的葡萄糖胺種類繁多，選購時務必要看清楚成分標示，選擇有效果的「葡萄糖胺硫酸鹽」產品，對關節的保護才能達到預期的作用。

- **膠原蛋白**：現在市面上有許多類型的膠原蛋白，擦的、喝的、做成果凍、用來變漂亮的、變健康的……種類真是琳瑯滿目。而想要改善膝關節退化，應該要選擇什麼樣的膠原蛋白呢？

人體內有非常多種型態的膠原蛋白，分別存在於不同的彈性組織中，包括肌腱、韌帶、肌肉、皮膚、血管、腸道、關節軟骨、椎間盤等，都需要膠原蛋白維持其中的彈性、延展力和避震功能。在這當中，**「第二型膠原蛋白」和關節軟骨及椎間盤尤其密切相關**，也就是說，如果你補充的膠原蛋白不是第二型膠原蛋白，對退化的關節幫助就不大了！

對骨骼、關節、肌肉系統來說，**豐富的膠原蛋白可以增加身體的柔軟度，讓軟骨、韌帶、肌腱等組織更有彈性**。在關節裡，軟骨是負責減壓和避震的，尤其是負荷較大的關節，包括：脊椎關節、髖關節、膝關節等，鞏固好這些承受身體重量的大關節軟骨格外重要。

- **維生素C**：在補充膠原蛋白之餘，還有一種很重要的營養素，就是維生素C。大家都知道，維生素C是一種水溶性的維生素，對於身體富有許多重要的功效，包括強化免疫力、抗氧化、幫助皮膚美白、增加皮膚彈性等。除此之外，**維生素C同時也是軟骨組成的重要元素，可以讓身體的膠質和蛋白聚糖（proteoglycan）更緊密扎實地建構起來**。

正因為維生素C同時具有抗氧化的效果，可以減少身體裡的自由基，並降低自由基對身體和關節的破壞。尤其對退化性關節炎的患者來說，關節的磨損和軟骨的微裂傷，一樣會啟動身體的免疫反應，如果可以**補充增強免疫力的維生素C，也有助於減少發炎的情況**。

- **維生素D**：另一個對發炎中的關節很重要的營養素，就是維生素D。軟骨在被磨耗的同時，連接軟骨的受力面積周圍，也會有微型的骨裂傷現象，因而形成「骨刺」。**維生素D可以在這個過程中，避免骨刺發生前所產生的**

微型裂傷，鞏固骨骼的形狀和受力。所以，也曾經有研究發現：缺乏維生素D的人，比較容易生成骨刺。

許多人認為維生素D可以從陽光中自行生產，不需要特別額外攝取。其實，如果實際測量現代人身體中的維生素D含量，幾乎都不及格！尤其是為了美白不曬太陽的女性朋友，身體中的維生素D普遍不足，也因此容易骨質流失。如果**發現自己已經有關節退化的前兆，最好能夠額外補充維生素D**，及早預防骨質疏鬆和關節功能的惡化。

方法③ 使用矯正型鞋墊

說了這麼多，造成膝關節退化最關鍵的主要原因，就是長時間的受力不均。只要**改善錯誤的步態和注意生活習慣**，預防或減緩膝關節退化的問

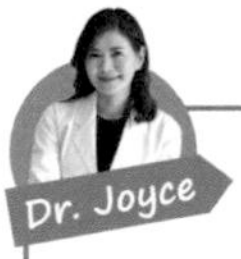

膝蓋不適，究竟該不該走路呢？

除了「要做」的補救與復健之外，還有一些「不要做」的事情也要特別加以提醒。許多人在初期膝關節退化時，發現多走路可以舒緩膝蓋的不舒服，就以為膝蓋退化應該多走路！的確，適度活動之後，身體的循環會變好，關節的潤滑會增加，對於肌肉的強化也會有幫助，所以自然會覺得比較舒服。但「過度的活動」，反而會讓關節的壓力升高，承受過多的重量，造成軟骨更多的傷害。

如果已經發現膝關節開始退化，在不會感到疼痛的前提之下，還是可以活動、跑步、運動。但是一旦感覺不舒服，就代表膝關節的負荷過高，應該立即停止。久坐、久站、蹲下、蹲馬步、跪坐、盤腿等姿勢，會讓膝蓋太過筆直、太過彎曲或是過於負重的動作，都應該盡量避免。

題就已經解決了一大半。前面有提過，膝關節退化的危險因子，和錯誤步態以及高足弓、低足弓、X型腿、O型腿有非常密切的相關性，**配合適當的「矯正型鞋墊」**，可以有效又快速地改善這些問題，也是一個方便的方法。

方法④ 推薦「低阻力」運動

針對已經退化的膝關節，適合的運動必須要在「無受力」（non-weight bearing）的狀態下進行，例如：水中活動、無負重的開放鍊運動（open kinetic chain）。

水中游泳健走：**游泳是無負重運動，同時可以強化心肺功能，是很適合退化性關節炎患者的理想運動**。如果不喜歡游泳，也可以在水中走路、慢跑，或是做肢體活動。在水中做運動的好處，在於可以藉由水中均勻柔和的阻力來強化肌力，同時可避免膝蓋受力時，從地面反彈回來的反作用力。

膝關節已經退化的人，最重要的就是盡量減少膝蓋的負荷，所以不建議做負重型的運動，水中運動正是一項安全的替代方案。

無負重的開放鍊運動：無負重開放鍊運動是指膝關節不需要承擔重量、不會受到反作用力壓迫，就可以輕鬆做到的運動。**對於已經有膝關節退化徵兆的族群，除了建議要增強股四頭肌的力量之外，同時也要強化核心肌群和其他下肢肌群的力量**，才能讓身體更平衡的受力。（請參閱「三分鐘速感保健操——股四頭肌」p.232）

方法⑤ 脊骨神經醫學的調整與保養

除了自身主動性的活動之外，透過被動性的調整方式，也可以讓關節得以鬆動。

脊骨神經醫師針對已經退化的關節，在營養、運動、生活作息的建議以外，會提供關節的調整，藉由專業的手法與技巧，輕柔的鬆動活動受限的關節。當關節被鬆動後，養分可以被有效率地供給，而關節內的血液循環也可以獲得改善，身體也會在神經的傳達更順暢之後，提供更豐沛的資源到達身體各處。

方法⑥ 體重管理與生活細節

無論動態或靜態，「體重」都是影響健康重要的一環，所以要**注意「體重管理」，維持在理想標準的範圍內，盡量不要有大幅度的變化**。尤其體重較重的人，在尚未減重降至標準值之前，更應該要少穿高跟鞋，避免大量上下樓梯，這些都是在生活中需要特別注意的小細節。

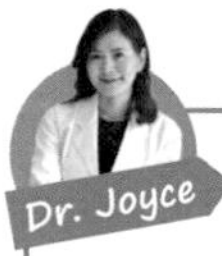

理想體重參考值

男性 【身高（公分）－ 80】× 0.7

女性 【身高（公分）－ 70】× 0.6

計算出的數值 ±10% 為適當體重區間

症狀2 髕骨疼痛

我還年輕，膝蓋卻經常隱隱作痛……

雅琳是一名導遊，從事這個領域已經五年了。因為工作的關係，平常沒有固定的運動習慣，只有出團的時候，到了景點就跟著團員一起走走步道、逛逛街。近幾個月，雅琳開始覺得右邊膝蓋的前側隱隱作痛，尤其是在工作時，上下遊覽車和站著都不舒服，最近連左邊膝蓋也開始覺得怪怪的……

年輕人也會有「老膝蓋」

在長輩族群裡，膝蓋疼痛的原因以「退化性關節炎」最為常見；而在年輕族群裡，膝蓋若出現疼痛，特別是在前側，則多半和「髕骨」有關。

髕骨就是俗稱的「膝蓋骨」，位於膝關節前側，往上與股骨（大腿骨）相連，往下與脛骨（小腿骨）相連。關節活動時，附著在髕骨上的肌肉會同步收縮和延展，以帶動活動的角度。

一旦髕骨周遭的組織過度使用或受到壓迫，活動起來就可能產生疼痛感。根據不同的症狀表現，每一種髕骨問題也各有不同的名稱，有時候會讓人聽得「霧煞煞」，但其實對應的治療方式都很類似，只有些微差異。

跑步膝：髕骨、股骨疼痛症候群

這是年輕族群中最常見的膝蓋疼痛原因，雖然名為「跑步膝」，不過並非只有跑步的人才會有這個問題，X型腿、扁平足、肌力不平衡、久坐不動、習慣穿高跟鞋等都是危險因子。過去因為這種狀況經常發生在跑者身上，才以「跑步膝」作為別名。

跑步膝的疼痛，是來自於「髕骨」和「股骨」之間的關節過度摩擦所產生。膝關節在活動時，髕骨會在應有的軌道上下滑動，與股骨間保持一定的距離、空間和潤滑。當身體因為某些因素，讓髕骨脫離了原本的軌道，與股骨就會產生不當的摩擦，或使彼此空間變得狹窄，因而引發疼痛。以下為兩種常見的連帶症狀變化：

連帶症狀① 髕骨外翻

當髕骨脫離軌道，向外偏移是很常見的情況，這也就形成了「髕骨外翻」。這時從X光片可以明顯看出，髕骨和股骨之間的內外側距離異常，髕骨往外位移，外側空間較窄，內側空間較寬，同時也代表這個關節不穩定，髕骨隨時可能滑出正常的軌道。

膝關節側面結構圖

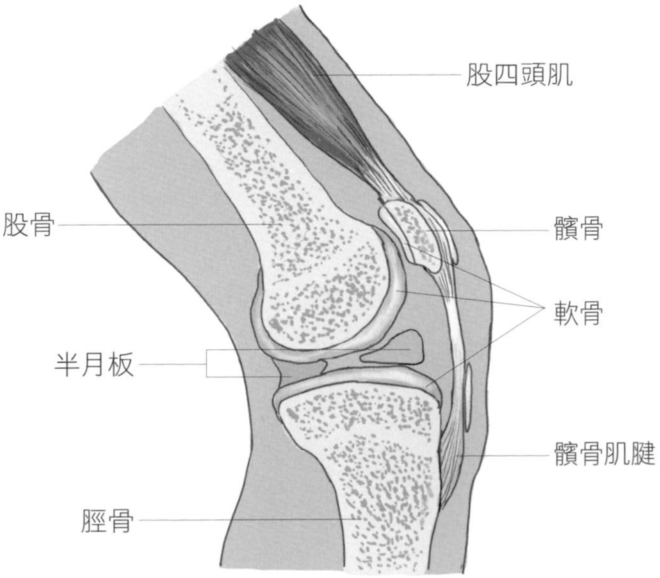

連帶症狀② 髕骨軟化症

髕骨和股骨之間，在關節面都存在著一層軟骨，用以避震及潤滑。當髕骨外翻後，關節面的軟骨就要承受不平衡的受力，因而產生軟骨表面的凹洞磨損或軟化現象，在醫學上稱為「髕骨軟化症」。

跳躍膝：髕骨肌腱炎

髕骨的下端連結著脛骨，仰賴強而有力的髕骨肌腱協助穩定，當這條肌腱發炎而產生疼痛時，就形成「髕骨肌腱炎」。這種狀況過去多半發生在運動員身上，包括：籃球選手、排球選手等，因此被稱為「跳躍膝」。

髕骨疼痛的發作部位

髕骨相關的疼痛症狀表現都很類似，通常是膝關節前側疼痛，尤其在上下樓梯、跑步、走斜坡、蹲下、坐著起身時會特別不舒服，疼痛的感覺伴隨

著痠軟無力。除了最常見的前側之外，膝蓋外側也是很常見的疼痛部位，按壓時會有不適感。

初期的症狀會出現偶發性的不適；較嚴重的患者，則可能有膝蓋不穩定的感覺，在活動時會發出「喀喀」的聲音，或是有膝關節脫位的問題，可以從X光檢查中判斷其嚴重程度。

髕骨肌腱炎的疼痛位置，通常在膝關節的前下側，也就是膝蓋下緣連接脛骨的位置。和其他的髕骨問題一樣，初期時症狀不太明顯，只有活動後會在髕股肌腱處產生疼痛感，之後疼痛會自行減緩。

當肌腱的負荷過大，發炎的反應逐漸嚴重之後，在從事跳躍或跑步等活動時，就會開始感到疼痛。若遲遲不積極治療，則有可能在無負重的情況下也會感覺疼痛，這時的肌腱已經有撕裂傷，從外表觀察，通常會有紅腫，脹熱的現象。

「跑步膝」、「跳躍膝」與「髕骨偏離」的原因

「跑步膝」、「髕骨外翻」和「髕骨軟化症」的發生機制，都和膝關節的肌力協調性有關；「跳躍膝」的發生機制，則是和身體的負重以及上下關節（包括腳踝和骨盆）的代償反應有關。

其他**同時會造成跑步膝和跳躍膝的常見原因，還包括X型腿、膝蓋過度**

使用、臀肌無力、缺乏運動、體重過重、習慣穿高跟鞋、扁平足等。

Q angle 男女不同

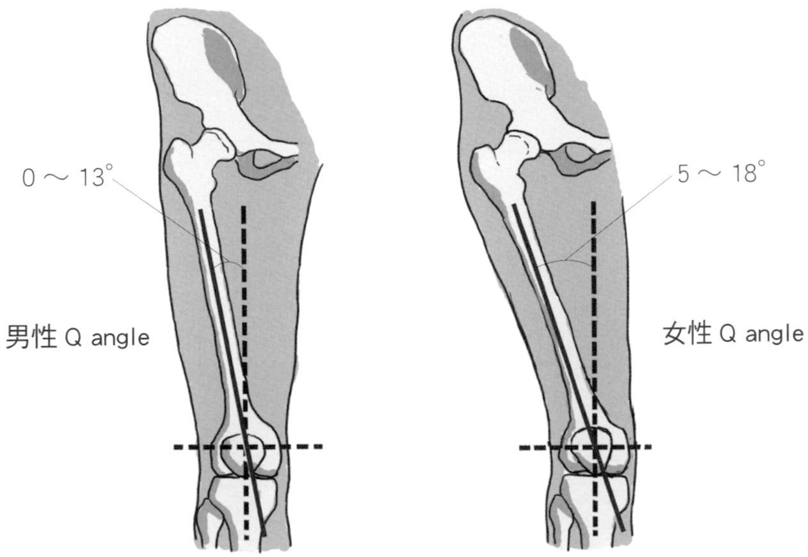

原因① X型腿、O型腿關鍵都在Q夾角

膝關節的內側與外側，分別都有肌腱和韌帶，用以維持膝關節活動時的協調性。當外側過於緊繃，有較高的拉力時，就會讓髕骨在活動時偏離軌道。也因此，年輕女性會因為天生的骨盆較寬，在膝關節形成一個較大的角度，稱為「Q angle」，使得女性髕骨往外偏離的比例較男性高出許多。

所謂的Q angle，就是指「大腿」和「小腿」之間的夾角。測量方式是從骨盆上的「髂前上棘」到「髕骨中心點」畫出第一條線，再由「髕骨中心點」到「脛骨粗隆」（小腿骨上最突出的點）畫出第二條線，其夾角就是Q angle。

正常來說，**女性的Q angle標準值介於五～十八度；男性約為〇～十三度。過高的Q angle會形成X型腿；反之則形成O型腿。**

「X型腿」就是Q angle過大的典型表現，也因此髕骨容易往外偏離。此外，X型腿的膝蓋在活動時，身體的負重會落在膝關節偏內側的位置，而不是在應有的中心。過量的錯誤負重，也會讓髕骨肌腱發炎，進而造成「跳躍膝」。

原因② 過度使用膝蓋

髕骨位移的問題之所以俗稱為「跑步膝」，髕骨肌腱發炎稱為「跳躍膝」，就是因為最常見的成因都和這些運動相關。過去常見的患者，多半熱衷於這些運動，除了**跑步、跳繩、打球之外，近年很盛行的「深蹲」，如果在角度和力量的使用上不正確，也會使許多技巧不純熟的人膝蓋受傷**。此外，**「體重過重」也會使膝蓋負荷過大**，導致膝關節不斷地被過度使用。

原因③ 臀肌無力

走路的時候，會需要臀部的肌肉來協助施力、穩定步伐。前面曾提過，**當「臀大肌」無力時，走路時會挺出一個大肚子；而當「臀中肌」無力時，走路則會晃來晃去**。一旦有這樣的步態習慣，可能連同髕骨周遭的壓力都會失衡，而造成膝蓋疼痛。

這是因為走路時，骨盆不穩定、臀部肌群無力，重心一旦「往外傾斜」，壓力就會集中在腿部的「闊筋膜張肌」和「髂脛束」，這兩者都位於大腿外側。而當大腿外側的負荷過大、變得緊繃，就會拉扯到「髕骨」，使其往外偏移，甚至帶來疼痛。

另一種情況是當臀肌無力時，身體重心如果「往前傾斜」，壓力會集中在膝蓋前側，髕骨肌腱就會因為過度負荷而發炎。這也是為什麼，**缺乏運動的族群若是「核心肌群」和「臀肌」的肌力不足，膝關節也容易出問題。**

原因④ 常穿高跟鞋

習慣穿著高跟鞋的女性，身體的重心會往前偏移，走路時若不懂得收縮腹肌，就會讓膝蓋的前側及外側壓力升高。因此，經常穿著高跟鞋的族群容易有「跑步膝」和「跳躍膝」，都與膝關節的過度負重有關。

原因⑤ 足弓塌陷

足弓塌陷也是造成髕骨疼痛的另一個常見因素。前面提到的 Q angle，測量的是大腿和小腿之間的夾角。當足弓過低時，小腿會往下、往內產生過度的足部內旋，進而造成小腿內旋，形成較大的 Q angle，也就是所謂 X 型腿的呈現，而造成髕骨外移。

即便外觀上沒有明顯變化，也有可能因為足弓塌陷，在走路推進時受力集中於前足，使小腿前側和髕骨肌腱受力過度，引起發炎反應。

原因⑥踝關節活動不足

我們每踏出一個步伐，都需要踝關節往上及往下移動，也就是「背屈」和「蹠屈」的活動。當背屈不足時，就容易造成踮腳或外八的步態，使腓腸肌過度緊繃，並且讓身體的重心往前傾，膝關節前側的壓力升高，就會造成髕骨肌腱容易受傷。

強健髕骨的護理與鍛鍊

想要改善髕骨疼痛，短期的目標想當然會放在「止痛」，以及避免影響生活品質。我曾看過很多人在膝蓋開始疼痛，但生活中又無可避免地必須經常走路或上下樓梯時，就直接先吞幾顆消炎止痛藥，反正「可以走就好」。但是，後來會發現消炎止痛藥逐漸失效，膝蓋疼痛發生的頻率變得愈來愈高。因為，造成疼痛的根源並未解決，問題只會愈來愈嚴重。

要從之前所提的「髕骨」和「髕骨肌腱」發炎的成因著手改善，雖然無法有立竿見影的功效，但這才是長久的治本良策——說穿了，也就是要好好改善你的「步態」。

方法① 使用矯正型鞋墊

穿著矯正型鞋墊的目的，就是在矯正原本錯誤的步態。對於 Q angle 較大、腿型不正、扁平足的族群來說，這是最快速有效的方法。

方法② 穿適合的鞋款

女性朋友如果平時在工作場合中，需要經常性的穿較正式的鞋子，可盡量選擇低跟或是粗跟，並且在遇到空檔時，暫時脫下鞋子，讓辛苦的雙腳休息一下，轉動腳踝和活動膝蓋，這樣至少能稍微減緩髕骨的負擔。

方法③ 冰敷與護膝的運用

在急性期很痛的時候，「冰敷」是一個好方法。尤其是「跳躍膝」發作的時候，可以先降溫來減緩發炎的情況。**在髕骨疼痛，發出喀喀聲或是感到不穩定時，可以在活動時使用「護膝」**，透過輔具來協助穩定髕骨的位置。但是，記得在靜止的狀態時，例如：久坐、睡覺時要把「護膝」拿掉，才不會影響到血液循環。

方法④ 臀肌訓練

髕骨疼痛時，除了訓練「股四頭肌」之外，一定要合併訓練「臀肌」，才能改善施力錯誤的問題。有很多人走路時骨盆晃來晃去、穩定度不夠，膝蓋就容易不時感到疼痛，即使有鍛鍊股四頭肌，要是臀肌沒有跟著鍛鍊，效果還是會打折扣。（請參閱「三分鐘速感保健操——臀中肌與臀小肌」p.224）

症狀 3

小腿痠痛腫脹

真煩惱，又不是運動健將，蘿蔔腿為何纏著我不放？

小蕙今年剛滿三十歲，平常不愛運動，身體也都瘦瘦的，但就是一雙「蘿蔔腿」很粗。因為腿粗的關係，小蕙平常都是牛仔褲和平底鞋的打扮，明明沒有穿高跟鞋，但是外出一天下來，小腿肚和腳踝旁邊都會很痠，讓她始終感到很困擾……

小腿酸痛的五種常見症狀

小腿容易痠痛腫脹，幾乎都是不當的受力習慣所造成的。小腿各部位的肌肉，因為不同的情況過度使用，若長年處於疲勞緊繃的狀態，有時會造成肌腱的發炎，如「跟腱炎」；有些人的肌肉則會呈現鼓脹狀態，如「蘿蔔腿」；有時是在夜間特別容易「抽筋」；或是小朋友在晚上會腿部疼痛，俗稱「生長痛」；也有可能會在腿部比較大的肌肉產生疼痛，如「脛前肌痛」。以下分別說明其症狀特徵：

跟腱炎

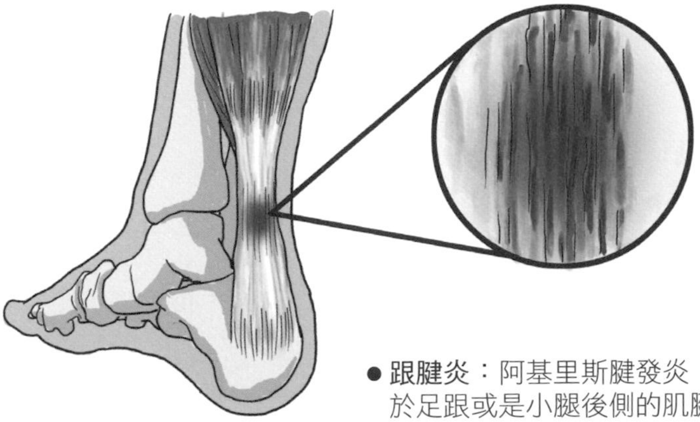

● **跟腱炎**：阿基里斯腱發炎，痛點位於足跟或是小腿後側的肌腱處。

● 跟腱炎

跟腱炎是指「阿基里斯腱」發炎。阿基里斯腱位於小腿後側，連接腓腸肌和比目魚肌到跟骨，是人體最大的肌腱。所有小腿和腳踝的活動，都會牽動到阿基里斯腱，如果步態不正確、長期受力不當，很容易就會造成此處發炎。

跟腱炎最常見的症狀，是小腿後側尾端連接足跟的部位產生疼痛，痛點可能是與跟骨連接的位置，或是小腿後側的肌腱處。疼痛最劇烈的時間，經常是一早起床時意識到的緊繃感，或是一天工作、活動結束後的痠痛感，有些人會併發肌腱腫脹變厚的症狀，觸摸時有壓痛感。

● 蘿蔔腿

有些人對自己的蘿蔔腿沒有特別的不適感；有些人卻會**小腿後側痠痛，碰觸時覺得很僵硬，按壓時有腫脹的感覺，這就代表「腓腸肌」被過度使用。**

我們都知道，醫學上並沒有「蘿蔔腿」這個名詞，它是一種通俗的說法，意思是小腿後側的形狀特別肥厚，看起來就像蘿蔔一樣，故以此稱呼。男性和女性都可能有蘿蔔腿，只是通常在乎這個問題的多數為女性，男性則容易忽略，甚至視為是強健的肌肉。

● 夜間抽筋

抽筋的感覺大家應該都懂，就是肌肉無法自主控制地急驟痙攣。**發生在夜間的「經常性抽筋」，最常見的部位就是小腿後側、足弓的位置和腳趾頭，**通常抽筋的時間不會很久，可能只是幾秒鐘，但是劇烈疼痛之後，可能直到隔天起床都還有延續性的疼痛感。

● 脛前肌痛

這是一種很普遍、卻常被忽略的疼痛。我常聽許多人說，每到傍晚小腿就會覺得很「沉重」，有一些痠痠的感覺，可是又無法明確點出不舒服的位置。回家休息後，不見得會改善，睡一覺起床，小腿的不適又消失了。有時候膝蓋下緣偏外側處會有點痠痛，卻找不到實際的「痛點」。這樣的症狀表現，是很典型的「脛前肌痛」。

脛前肌是一組小腿前側偏外的肌肉，由脛骨外側起始跨越踝關節，連接到足底的內側楔形骨及第一蹠骨根部，其功能是幫助踝關節執行背屈動作。**除了喜歡跑步的族群容易有這個問題，走路步態不正確又常穿高跟鞋的女性**

脛前肌發炎

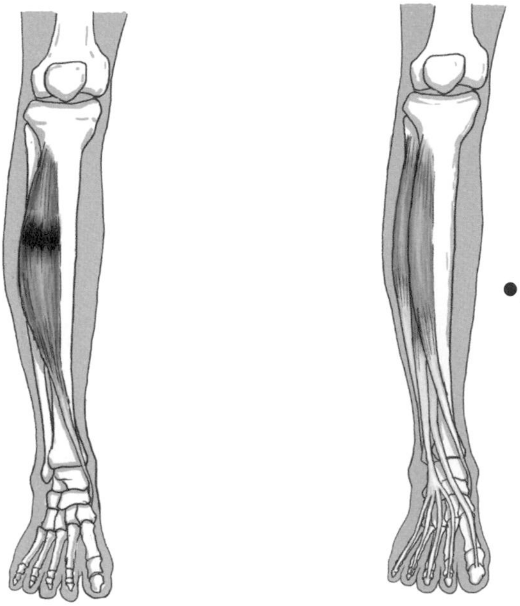

● 脛前肌發炎，造成小腿前側的疼痛與腫脹。

● 正常的脛前肌

朋友，也是高危險群。

● 生長痛

生長痛只會發生在二～十二歲的孩童身上，通常在晚上睡覺前或是睡到半夜，腿部會出現局部疼痛，可能是單側也有可能是雙側，疼痛位置多半不固定，而且是不規則的間歇性發作。這種痛從外表來看沒有異狀，一般不需要給予任何藥物，孩子在父母安撫後就可以繼續入睡。

造成小腿粗壯與痠痛的原因

慢性或間歇性的小腿疼痛，依舊還是和「步態」息息相關。最根本的原因是身體的施力或受力不均。而每個人因為錯誤步態產生不同的代償習慣，會衍生出不同形式的疼痛表現。

跟腱炎：阿基里斯腱的四大殺手

什麼原因會讓「阿基里斯腱」發炎呢？最常見的狀況包括以下幾點：

原因① 腓腸肌過於緊繃無力

在我們走路的過程中，站立階段從「初次著地期」直到「擺動前期」，都需要腓腸肌從中協助支撐、平衡和施力。也因此，在每一個步伐中，它都需要經歷延展↓穩定↓收縮的過程。而幫助它有效率地完成此過程的因素有很多，包括腓腸肌本身的力量、臀肌的輔助、足弓的高低、雙腿是否對稱等。**當某一個環節導致腓腸肌變得較為緊繃時，阿基里斯腱就可能過度受力，造成發炎而產生疼痛**。

原因② 突然大量運動

每當要進入夏季時，因為**突然大量運動，導致跟腱炎的患者就會變多！**在這個時期，大家都為了迎接夏天而努力瘦身減重，若操之過急，沒有根據自己的體適能狀態慢慢增加運動強度，就很容易讓阿基里斯腱因此受傷。

原因③ 鞋子太緊、底太薄

這裡所說的「不適合」，除了足弓支撐不當，還包括鞋跟已經大幅磨損還在穿、小朋友腳長大了還沒有換鞋，或是有人長期穿著比較緊的鞋子。**「鞋跟磨損太多」會使足跟在每一次著地時，都得不到足夠的保護而受傷；「鞋子太緊」則會讓後跟到腳踝處過度摩擦**。這兩者都是經常導致跟腱炎發生的錯誤鞋款。

原因④ 足跟長骨刺

人體的關節如果長年過度受力，就有可能長「骨刺」。雖然，足底本來就有很扎實的結構可以負荷身體的重量，但如果走路總是很重、很用力，或是左右不對稱、身體重心擺在一邊、走路時晃來晃去，都會使足跟受力過度，進而造成阿基里斯腱發炎。

「蘿蔔」是怎麼長大的？

造成蘿蔔腿最常見的原因，包括：經常穿高跟鞋、忽略運動後的伸展，或是喜歡踮腳走路。

原因① 經常穿高跟鞋

穿著高跟鞋走路時的「步行週期」，會讓「初次著地期」變得不平衡且時間變短、「站立中期」的時間變長，並且讓足部的負重集中在前足。腓腸肌在這兩個步驟中，都需要大量收縮用力來維持身體的平衡，就像是不停地走下坡一般，重心需要略為往前才能夠讓身體平衡，但是踝關節的角度又因為高跟鞋而受限，因此造成小腿後側相當吃力。

經常穿高跟鞋的女性，如果沒有用「核心肌群」的力量來走路，很容易形成外八的步態，或是造成硬邦邦的蘿蔔腿。

原因② 忽略運動後的伸展舒緩

跑步和跳躍，都需要身體各處的協調。小腿後側的肌肉，運動時勢必會有大量的收縮，大家都知道**運動前需要「暖身」，但其實運動後的「伸展」也很重要**，不僅可以柔和肌肉的線條，減少運動時肌肉纖維產生的微創傷，也可以縮短運動後肌肉痠痛的時間。

所以，如果你也喜歡運動，卻害怕運動後會變成「蘿蔔腿」，只要記得在運動後做一些緩和的伸展運動，拉伸小腿後側的肌肉，就可以大幅的改善這個問題了！

原因③ 踮腳走路

看過小朋友的小腿硬邦邦的，長出了「兩條蘿蔔」嗎？**喜歡「踮腳尖走路」的小朋友，以及「足弓很低」的小朋友，都容易有特別粗壯的小腿**，這也和步態習慣有關，造成腓腸肌在走路時特別用力。如果家長發現孩子走路怪怪的，而且小腿特別粗，最好及早矯正治療，以免後續衍生出更多不必要的傷害。

為什麼夜間容易抽筋？

夜間抽筋發生在長輩族群的比例較高，常見原因包括：錯誤的步態、缺乏維生素和礦物質、身體缺水、循環不良、缺乏運動、肌肉量不足、太過疲勞等。

原因① 走路步態錯誤

長輩族群的肌肉量通常明顯不足，臀大肌和臀中肌的肌力不夠，造成走路時會晃來晃去或歪歪扭扭的。這時候，身體的力量都會代償到腿部，讓小腿和足底產生過多的抓力，也就是過度使用，因而容易在夜間抽筋。

原因② 缺乏維生素和礦物質

肌肉活動時的生理機制非常複雜，過程中需要許多維生素和礦物質的支持。**當身體缺乏鈣、鎂、維生素D、維生素E的時候，會讓肌肉不自主地急速收縮，也就是俗稱的「抽筋」**。

平常如果攝取的咖啡因量太高（例如喜歡泡茶的長輩或嗜喝咖啡的族

群），同時缺乏維生素D，飲食中又吃入過多的鈉，就可能造成鈣和鎂的流失。

鎂可以增強鈣的吸收，當身體的鎂不足的時候，會阻礙鈣、鈉和鉀在肌肉當中的運作，影響肌肉的放鬆。而**維生素E可用來幫助身體循環**，當身體循環不良時，也會容易抽筋。

原因③ 身體缺水循環不良

現代人身體缺水的比例相當高，大家幾乎都會「忘記喝水」。不是工作太忙忘了喝，就是不喜歡水的味道，甚至用茶飲或咖啡作為口渴時的飲料。其實，身體需要水作為媒介，進行各種機轉幫助新陳代謝，其中也包括肌肉在收縮和放鬆時的物質交換。

尤其在睡覺時，身體維持同一個姿勢很長一段時間，更有可能因為缺水的關係，影響腿部的血液循環及肌肉的含氧量，造成夜間抽筋。

原因④ 運動不足肌肉僵硬

許多長輩的運動量和肌肉量都明顯不足，當肌肉的活

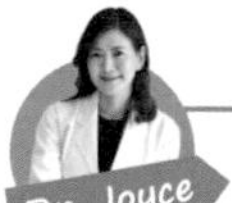

人體每日最佳喝水量

一天該喝多少水才算充足？

計算公式：一天喝水量（C.C.）＝ 個人體重數值 （公斤）× 30

動量不夠時，肌肉的含氧量就會不足，造成容易僵硬緊繃，更嚴重的時候就會出現抽筋的現象。

原因⑤ 肌肉太過疲勞

運動適量即可，過與不及都不行。有時聽到長輩媽媽說，出去旅遊多走了一些步道，大約二、三個小時，晚上睡到一半就抽筋了！平時如果沒有運動習慣，突然間的大量活動，像是旅遊、大掃除、帶小孩等，都可能讓肌肉負荷過大，造成夜間抽筋。

脛前肌痛的原因

脛前肌痛的高危險群，包括：走路太重、足弓塌陷，以及喜歡穿平底鞋的人。這一類型的疼痛因為幾乎不會影響生活，很容易被忽略，結果漸漸影響了步態，步態又影響到身體的受力模式，長期下來就會導致惡性循環。

原因① 走路太重

走路很用力的人，小腿都會很痠，因為每一個步伐、每一次推進，都用了比其他人更多的力氣。脛前肌在步行週期中，負責維持「初次著地期」到「站立中期」身體和踝關節的穩定，以及在「站立中期」時轉換身體的重心。

如果走路時步伐太重，脛前肌會特別吃力，因此產生疼痛。

原因② 足弓塌陷

脛前肌從脛骨外側為始，連接到足底內側，也是足弓中「橫弓」內側的位置。當足弓塌陷時，每次走路都需要施予更多的力量，才能維持身體的平衡和推進，所以需要脛前肌更加用力，久了自然會因為過度使用而產生疼痛。

原因③ 喜歡穿平底鞋

這裡指的是**「鞋底太軟、太薄」的平底鞋，無法支撐足底**，許多帆布鞋或夾腳涼鞋也都屬於這一類型的鞋子。如果長期讓足底辛苦地施力，也會讓脛前肌習慣性收縮而疼痛。

生長痛通常是營養出問題

生長痛真正的原因目前尚未有明確的答案。**目前較為可能的因素，是和「白天的過度活動」以及「營養素缺乏」有關**。以我這幾年來的觀察，營養素這項指標確實和生長痛有很直接的關係；而白天過度疲勞導致的痠痛，則難以分辨是運動後的肌肉痠痛或是生長痛。在容易生長痛的孩子中，腿型不正佔了大宗，因此，**長期「受力不當」也是形成生長痛的危險因子之一**。

原因① 營養素不均衡

小朋友成長的過程裡，最不可缺乏的就是「均衡的營養」。無論是食材選擇或是烹調方式，都會影響到飲食攝取的營養，造成許多孩子部分營養失衡。**最簡單的解決方式，就是補充「綜合維他命」**，包括維生素和礦物質，都可以同時攝取到。過去我曾遇到容易生長痛的孩子，甚至持續痛到小學四年級，當他們補充了綜合維他命之後，情況都有大幅的改善！

原因② 過度活動

這個因素目前還沒有被證實，卻也是一個合理的推測。白天小朋友在「追趕跑跳碰」的過程中，骨骼、肌肉、關節都承載了大量的負荷，因此容易在夜晚時產生疼痛。大量運動後的肌肉痠痛，通常在二、三天後會自行減緩，若是生長痛則可能持續性地發作。

原因③ 腿型不正

小朋友的腿型在六歲之前都會持續變化。通常有一段時間O型腿、一段時間X型腿，足弓也偏低，都是很常見的現象。雖然很常見，家長也不需要太過擔心，但的確有可能因為腿型不正，讓肌肉被過度使用，而在夜裡產生疼痛。這也可以解釋生長痛為何多半發生在下半身，與步態及腿型有分不開的關連。

徹底重建小腿的美麗與肌力

想要徹底改善小腿的痠痛腫脹，最根本的方法就是「改變步態」，這些惱人的問題，就會跟著迎刃而解了！用正確的方式走路、運動、穿對鞋子，讓身體能夠用最有效率的方式負重，可以改善九十%的小腿問題，而最後的十%，要靠適度補充營養品、急性期的消炎處置，以及後續的肌力訓練和伸展來完成。當身體習慣了正確的步態模式，有充分的營養，通常疼痛問題自然就不會一再發生。

方式① 跟腱炎：先冰敷休息

急性期的跟腱炎，可能會讓你「舉步維艱」，這時最重要的是先消炎止痛，**「冰敷」和「休息」是很重要的！不要急著在還會痛的時候做運動**。

如果跟腱炎反覆發作，同時足弓較低、走路不穩，就建議配合使用「矯正鞋墊」，可以更有效地改善步態問題。

方式② 蘿蔔腿：先確定是「真蘿蔔」還是「假蘿蔔」

改善蘿蔔腿，「正確的走路」和「伸展舒緩」是最有效的做法。除非是「假的」蘿蔔腿──因脂肪囤積所造成，身體除了小腿很肥厚，連大腿、臀部、小腹等都是厚厚的一圈，這種情況下做伸展運動的效果就不大了！

真正的蘿蔔腿來自於錯誤的施力方式，所以在運動或是下班後，可以做一些簡易的「伸展動作」，（請參閱「三分鐘速感保健操——腓腸肌」p.216）。

此外，睡前做些簡單的「按摩」，舒緩小腿的疲勞，也能有效改善粗壯的腿型。

腓腸肌

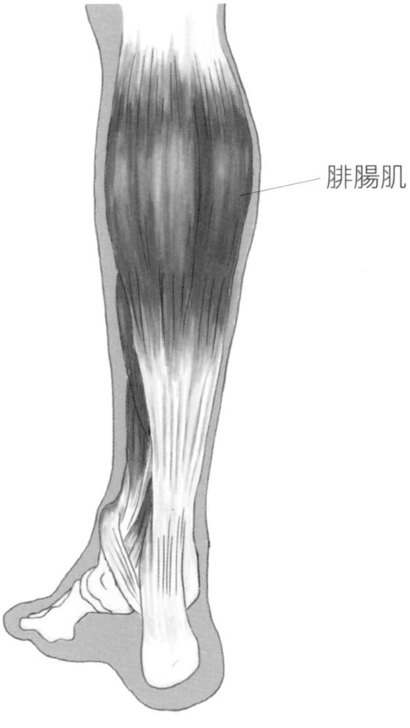

腓腸肌位於小腿後側，是在跳躍和步行推進時，會使用到的主要肌肉，也是小腿中最有力量的肌肉。如果走路習慣的方式錯誤，就會很容易讓腓腸肌過於肥厚緊繃，而形成明顯的「蘿蔔腿」，出現經常性的腿部腫脹、疼痛、痠麻等問題。

方式③夜間抽筋：補充水分與營養

造成夜間抽筋的原因很多，**「水分」及「營養素」的補充是兩大重點**，接著只要讓腿部的循環良好，就可以減少抽筋的機率。一天最好攝取多少水分呢？簡單的計算方式，是自己的體重乘以三十毫升，除非身體有特殊疾病必須限制水分攝取，否則我認為照這個公式計算，體重五十公斤的人為例，一天喝一千五百～二千毫升的水，才算足夠。

方式④脛前肌痛：變化鞋款、按摩舒緩

脛前肌的疼痛通常不明顯，只會覺得腿重重的，容易腫脹痠痛。實際上因為這個問題而就醫的人並不多，如果你也**經常覺得腿部不舒服，卻又找不到痛點，建議可以適度地按壓脛前肌，就會覺得比較舒服、輕鬆。**

另外，要經常更換不同的鞋款，並且選擇支

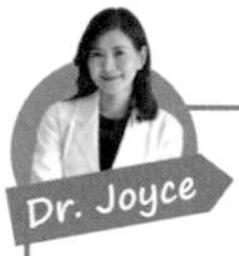

如何完善的保健足部，進而促進全身健康？

護足 5 要素

步態正確
+
穿對鞋子
+
運動鍛鍊
+
補充營養品
+
及時消炎護理

撐性足夠的鞋子。如果有扁平足，則建議使用適合的「矯正型鞋墊」，修正錯誤的步態，讓脛前肌痛可以更全面、有效地改善。

方式⑤ 生長痛：補充綜合維他命

過去的經驗發現，有生長痛的孩子，如果能**適度補充「綜合維他命」，可以有效且迅速地改善這個問題**。六歲以上的孩子，如果步態有很明顯的內八或外八，或是腿型有明顯的X型腿、O型腿或足弓塌陷，則建議使用「矯正型的鞋墊」，幫助行走時的重心分布更正確。

不需要特別限制孩子的活動量，但是要時常注意「鞋子的大小」是否合腳。小朋友的腳長得很快，有時候鞋子已經太小了，家長卻沒有發現，也會影響到孩子的步態而造成疼痛。

骨盆和大腿
旋轉、歪斜、神經壓迫症候群

症狀1 坐骨神經痛

坐著也痛、站著也痛，照X光卻說很OK，到底是哪裡有問題呢？

心萍今年才剛滿四十歲，卻已經「坐骨神經痛」好幾年了，只要久坐就不舒服，多站、多走也會痛。每次一發作就從臀部到大腿，整條腿都痠軟無力。醫生照過很多次X光，說骨頭還好，不舒服的時候吃止痛藥就好了……

「坐骨神經」萬流歸宗管很大

雖然大家對「坐骨神經痛」耳熟能詳，但它其實不能被診斷為一項疾病，只能算是一種症狀，就像肚子痛、牙痛一樣。是什麼造成了坐骨神經會痛？是椎間盤突出？脊椎滑脫？退化性關節炎？還是有其他的原因壓迫到了坐骨神經？這個症狀名詞本身並沒有解釋清楚，目前只要是腰椎到臀部附近的疼痛，幾乎都被通稱為「坐骨神經痛」。

要徹底了解坐骨神經痛的定義，必須先來認識一下它的位置和功能：

坐骨神經是人體最大的神經。由第四、第五腰椎神經根和第一到第三薦椎神經根，共五條神經匯集而成一條坐骨神經，匯集之後被「梨狀肌」保護在臀部深處，接著通過大腿後側到達膝蓋後方，再分支成「腓神經」和「脛神經」，繼續支配小腿到腳掌的感覺和運動功能。

正因為坐骨神經又粗又長，許多位置出問題都有可能壓迫到這條神經。這個路徑中任何一處受到了壓迫而產生疼痛，都被通稱為坐骨神經痛。

如果是在神經的出口處，例如椎間盤或是骨刺造成的壓迫，嚴格定義時不能算是坐骨神經痛。但因為症狀很類似，都是神經痛，而且差別只是壓迫的位置在神經匯集前或匯集後，所以通常也被稱為坐骨神經痛。

壓迫點表淺與深層的差異性

最常見的壓迫位置，其實是「梨狀肌」。梨狀肌是位在臀部深處的一組肌肉，由薦椎連接到股骨，功能是髖關節的外展及外旋動作。當梨狀肌過於緊繃時，就有可能壓迫到周遭的結構，當然也包括坐骨神經。

另一個很常被混淆的狀況，是「薦髂關節症候群」。雖然坐骨神經沒有受到壓迫，但是因為症狀很類似，第一到第三薦椎神經根和薦髂關節的位置又很接近，所以，薦髂關節症候群的問題，也常被通稱為坐骨神經痛。

腰椎下的兩大症候群

真正的「坐骨神經痛」，指的是坐骨神經被壓迫而產生的疼痛與不適，

症狀包括臀部、大腿、甚至小腿到腳底的疼痛、痠麻、無力等。由於每個人的疼痛程度和範圍都不一樣，需要確認造成壓迫的部位，才能找到根本的解決辦法。

如果疼痛是從腰部開始，延續到臀部及下肢，問題的根源可能來自於「腰椎」。這時候初步可以透過X光片判斷腰椎的狀態，常見的問題包括：「退化性關節炎」、「椎間盤突出」、「脊椎滑脫」、「脊柱狹窄」等，都可以從影像中看出來。

如果能夠從影像檢查中看出問題，事情還好解決。常見的狀況是影像中腰椎的狀態看起來還不錯，骨骼的位置和關節的空間也都很好，但患者就是不舒服，甚至痛到走不動，那就要思考是否為「梨狀肌症候群」和「薦髂關節症候群」的可能性。

梨狀肌症候群

梨狀肌症候群疼痛的部位，通常集中在單側的臀部中央，感覺很深層的位置。按壓時不容易按到痛點，延續往下的疼痛會座落在大腿後側直到膝蓋後側，一般不會超過膝蓋，只有一些較為嚴重的情況，會造成小腿和腳趾頭的疼痛。此時，爬樓梯和久坐之後疼痛會加劇，有些人在活動大腿時也會有感覺，機車族可能會覺得在騎上車和下車的動作時，臀部會感到疼痛，這些都是梨狀肌過於緊繃時常見的症狀表現。

薦髂關節、梨狀肌

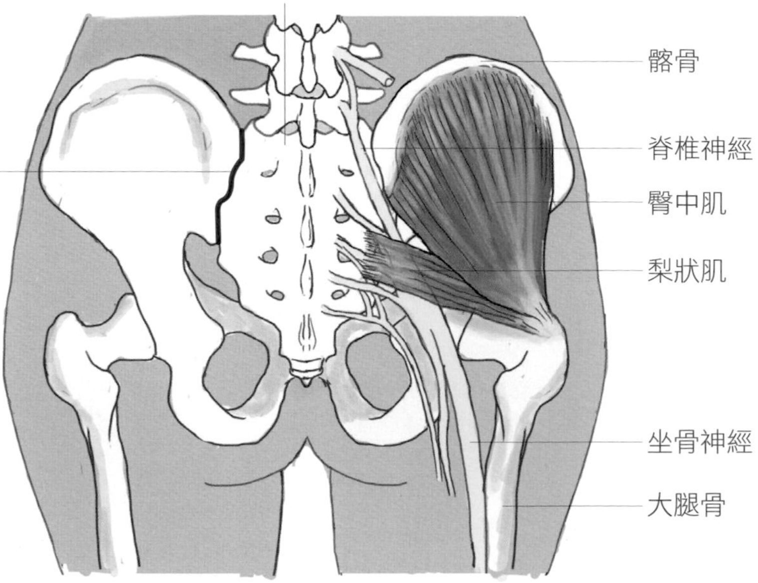

薦髂關節症候群

薦髂關節症候群是指薦髂關節的疼痛，以及周遭組織的不適感。薦髂關節位於骨盆最上方，是介於薦椎和髂骨之間的微動關節。當這個關節的活動度太多或太少，而變得太鬆或太緊的時候，都可能會帶來疼痛。疼痛可能只在單邊，也有可能兩側同時都痛，尤其是在上下樓梯、由坐到站的姿勢、走路走比較久之後，疼痛都會特別劇烈。

如果一直不治療，後期嚴重時，甚至晚上睡覺翻身、蹲下撿東西或是久坐後，都會在薦髂關節這個位置的周遭感受到明顯的疼痛。

造成「梨狀肌症候群」的原因

原因① 外八步態

梨狀肌症候群最常見的原因，不外乎和姿勢有關。**「外八步態」的走路習慣，步行時會在髖關節處有過多的外展和外旋**，即便角度只有一點點的差異，但因為每踏出一步都讓梨狀肌多收縮了一些些，久而久之，還是會讓肌肉過於緊繃而疼痛。

原因② 歪斜久坐

另一個也很常見的原因，就是姿勢不正、歪斜久坐。久坐的姿勢一旦養成了習慣，就很難改正過來。這裡指的歪斜姿勢，包括**翹腳和回家後斜坐在沙發上，都會影響深層梨狀肌的彈性**，進而壓迫到坐骨神經，產生疼痛。

原因③ 皮夾放在褲後口袋

男性朋友有個很常見的壞習慣，就是將皮夾放在褲子後的口袋，坐著的時候臀部就直接壓在皮夾上。這個位置剛好位於梨狀肌，所以久了之後，梨狀肌也會特別緊繃。

以上這些原因，都是造成「梨狀肌症候群」常見的壞習慣，也是為什麼許多人沒有受過外傷、沒有搬重物、生活中也沒有其他的改變，卻逐漸感到臀部疼痛的原因。

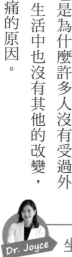

Dr. Joyce

坐椅子要用心「喬」位置

坐椅子的姿勢很重要，椅子的軟、硬不同，也會影響臀部的肌肉和神經，所以因應椅子的特性，要懂得運用正確的坐姿技巧：

- **椅面較為堅硬：**可以先在椅子上感覺自己左右兩側「坐骨」的位置，找到之後，讓坐骨的重心左右平均地放在椅子上。
- **椅面較為柔軟：**有意識地收縮下腹部，就可以在坐著的時候同時訓練核心肌群。

造成「薦髂關節症候群」的原因

原因① 走路很拖、身體單側壓力較大

薦髂關節症候群可能只有單邊，也可能兩邊同時發生。「薦髂關節」是一個微動關節，在走路的時候只會以些微的角度活動。如果**習慣「走路很拖」的人，通常核心肌群的肌力都比較弱**，薦髂關節的活動度也會比較少；如果**走路時習慣將重心擺一邊，或是有結構性的長短腳，會使得單側的壓力較大**，也會影響到薦髂關節的活動而造成疼痛。

原因② 懷孕期的荷爾蒙影響

懷孕期的婦女，因為荷爾蒙的影響，身體會釋放「鬆弛素」，讓韌帶較鬆，有助於生產。但孕期中可能因為寶寶的重量太重，媽媽負荷過大，薦髂關節又太鬆，造成薦髂關節的疼痛。從孕期開始直到生產後，薦髂關節的活動度都過大，就有可能讓媽媽們腰臀部位的疼痛始終無法自行改善。

坐骨神經保健方式

方法① 鍛鍊肌力與柔軟度

從影像檢測中看不出異狀的「坐骨神經痛」，在摒除外力創傷的因素之

後，幾乎都是因為生活中的習慣所導致。**「梨狀肌症候群」是「肌肉」的問題，「薦髂關節症候群」則是「關節」的問題**，兩者發生的位置很接近，都在臀部周遭，因此改善的方式也很類似，只要增加肌肉的柔軟度和肌力、穩定關節的活動度，戒掉造成疼痛的各種壞習慣，就可以大幅改善。（請參閱「三分鐘速感保健操——梨狀肌」p.228）

方法② 修正步態與坐姿

走路時的重心是落在薦椎第二節的位置，這個地方離梨狀肌和薦髂關節都很近，所以，此處若產生疼痛，首先就要先從「改善步態」做起，正確的走路方式請參考第7章。**每坐一個小時，就需要站起來活動一下。坐著的時候不要翹腳，盡量讓雙腳平衡著地，也不要斜躺著坐。**

症狀 2 臀肌症候群

經常運動卻覺得腿痠，應該暫時停止運動的習慣嗎？

小峰今年大學剛畢業，平常喜歡打籃球、跑步、騎腳踏車，是一個熱愛運動的陽光男孩。最近他覺得兩側臀部到大腿外側很容易痠，尤其是運動之後，甚至走路也會不舒服，讓他想去運動，又擔心情況愈來愈糟糕……

臀部肌群

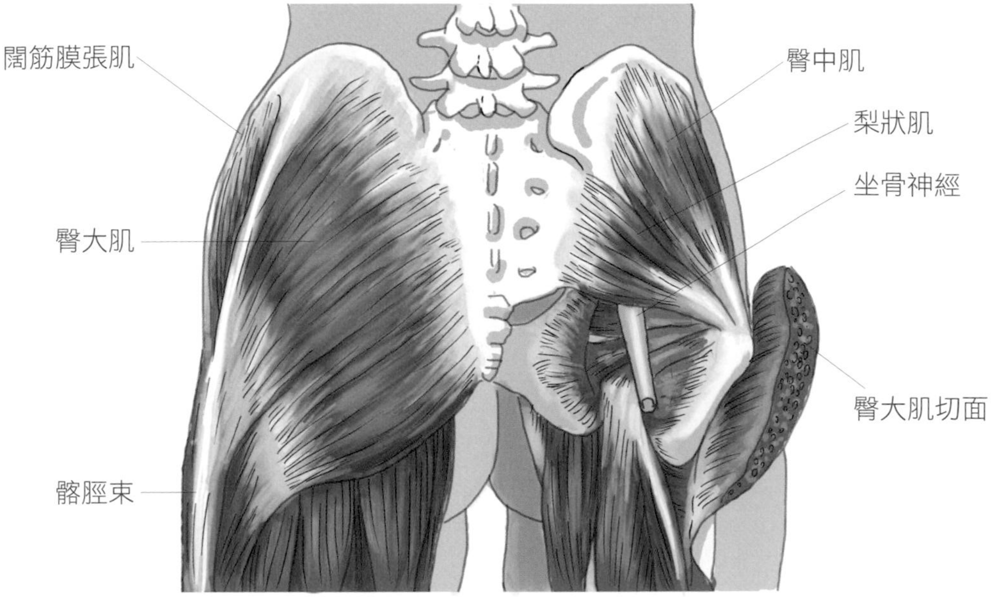

臀部該軟，還是該硬？

臀部有層層的肌肉包圍住骨盆，連結腰椎、薦椎、髂骨、股骨等結構。大家較為熟悉的「臀大肌」是臀部的最外層，也是最大的臀肌。更深層的位置還有「臀中肌」和「臀小肌」，以及表層側邊連到膝蓋外側的「闊筋膜張肌」和「髂脛束」，這些肌肉負責臀部到下肢的活動，以及維持走路時的平衡。

當這些肌肉過度使用時，身體會先以代償機制繼續維持運作，久了之後就會開始產生疼痛。如果感到不舒服，**通常是已經累積很久的問題了！**

首先，我們必須先來了解一下這些肌肉的位置和功能：

臀大肌

臀部最大的肌肉就是臀大肌，連結的部位很廣泛，上緣由髂骨、薦椎和尾椎，連到股骨和髂脛束，幾乎包覆住整個臀部，**也是影響臀型很重要的**

肌肉。主要功能除了協助髖關節向後伸展及外轉，也能在行走時穩定骨盆。

臀中肌

臀中肌位於臀大肌的更深處，由髂骨的外側連結到股骨。主要功能為髖關節的外展和旋轉，單腳站立時，需要倚靠臀中肌的力量來穩定和平衡。

臀小肌

臀小肌和臀中肌幾乎平行，連結的位置也很接近，位在臀部更深處的地方。其功能和臀中肌也十分類似，當臀中肌力量不夠時，會代償在臀小肌來協助用力，所以討論臀中肌的問題時，會將臀小肌納入一併處理。

闊筋膜張肌

闊筋膜張肌位於骨盆側邊，由髂骨前緣連結到髂脛束，再附著到脛骨外側，和髂脛束連在一起。**主要功能為髖關節的外展和屈曲，屬於比較表層的肌肉**，如果大腿側邊緊繃，經常久坐，按壓闊筋膜張肌時會有明顯的壓痛感。

髂脛束

髂脛束其實不算肌肉，而是筋膜，由臀大肌和闊筋膜張肌延伸到脛骨的外側，是張力很高的筋膜，**主要功能是膝關節的伸展和髖關節的外展**。髂脛束很緊繃的時候，大腿外側到膝蓋外側都可能產生疼痛，影響到走路和下肢活動，在運動員身上很常見。

從解剖學的角度來看，臀肌不舒服主要可以分為兩大區塊——一個是「臀大肌＋闊筋膜張肌＋髂脛束」這一組肌群，疼痛的部位由臀大肌開始延伸到膝蓋外側；**另一組是「臀中肌＋臀小肌」**，疼痛部位會在臀部偏上緣的位置，影響的功能主要和步行時的平衡有關。

然而，從生理學的觀點來看，當「臀中肌＋臀小肌」這組肌群太無力時，會由闊筋膜張肌和髂脛束來協助用力，進行代償，所以，緊繃疼痛會發生在臀部較高的位置和髖關節外側，這時，臀大肌也不會太發達，於是形成了真正的「臀肌症候群」。

身體側面肌肉圖

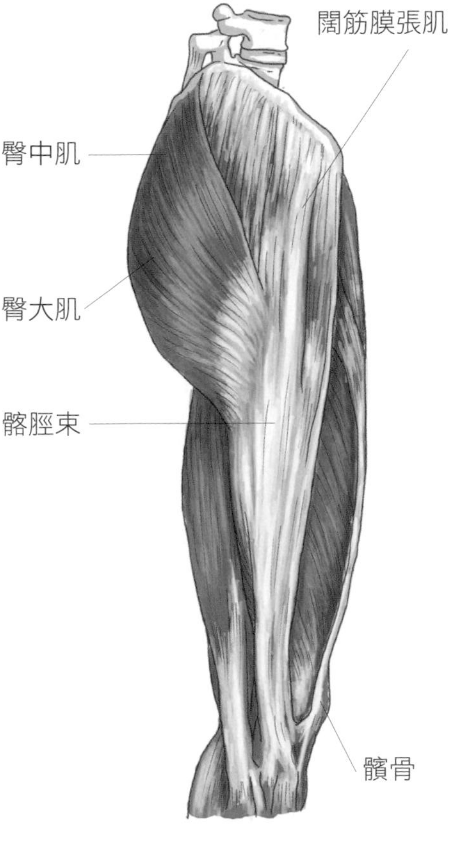

臀肌症候群與筋膜發炎

「臀大肌」表淺，「梨狀肌」深層

「臀大肌」和「梨狀肌」的不適症狀容易被混為一談，因為都在臀部，而且按壓都會疼痛。想要分辨兩者，可以從「疼痛的深度」來觀察。

臀大肌是很表淺的肌肉，不需要用力就能按到疼痛點。如果有延續的疼痛，通常會集中在臀部外側，直至闊筋膜張肌和髂脛束，甚至一路到膝蓋外側，都有明顯的按壓疼痛。而梨狀肌比較深層，延續的疼痛會在大腿後側，此外還會帶有痠麻或是無力感。

單純的臀大肌緊繃，疼痛感會廣泛地分布在臀部，久坐不會更痛，但是從坐姿站起來的時候會感到疼痛。睡覺、爬樓梯、游泳時，也會因為碰觸或是收縮臀大肌而不舒服。有些人的臀大肌疼痛會影響到尾椎，所以接近尾椎的部位會跟著痛。**當臀大肌較為無力或疼痛時，步態會變成「挺著肚子走」**，像是懷孕後期的孕婦一般。

「闊筋膜張肌」和「髂脛束」禍福相依

闊筋膜張肌和髂脛束的疼痛不太能分開，兩者是連在一起的，代償時也會彼此互助，所以痠痛也會同時產生。走下坡或是下樓梯時，痛感特別明顯，嚴重時甚至整個膝蓋都會痛，但大腿側邊的疼痛還是最明顯的。

臀部肌腱發炎

臀中肌和臀小肌的疼痛位置比較高，位於骨盆偏上緣的地方，感覺比較深層。久坐久站都不會讓疼痛加劇，但是動作突然變化時，例如由站到坐、開始跑步、突然蹲下等，就會特別有感覺。另一個疼痛位置在髖關節旁，也就是臀中肌和臀小肌附著在股骨的位置，有時會被誤認為是髖關節的「滑囊炎」，其實真正的原因是「肌腱發炎」。

步態表現上，**臀中肌無力的族群，走路時容易晃來晃去，單腳站立時會不平衡，或是下意識的縮短步行長度、減慢步伐速度**，都是臀中肌和臀小肌無力時常見的症狀表現。

不過，因為每個人身體習慣的用力模式不同，代償機制也會跟著不一樣。臀肌肌群表現非常多元，會互相影響施力與收縮。這裡所描述的症狀表現，都是最「典型」的表現，若加入膝蓋的受力習慣、不同的足弓高低、核心肌群的力量、是否有過創傷紀錄等變因後，又會呈現出不同的非典型步態及疼痛反應。

無力弱肌！臀部不能這樣用

造成臀肌症候群的主因，可以分為兩個部分：一是過度使用，另一個是長期姿勢錯誤。

原因① 運動方法不對，愈練愈無力

許多人認為「深蹲」、「跑步」這一類的活動可以訓練臀肌，的確，這些運動都可以用來增強臀大肌的肌力，但**一旦運動的姿勢不正確，或是過度訓練、休息不夠，就會使身體產生代償**，讓闊筋膜張肌和髂脛束跟著緊繃以協助支撐。而且，不單單只是跑步，其他包括騎單車、跳舞、跆拳道、游泳等，也都可能讓臀肌過度使用。當疼痛累積到後期，甚至會讓整條腿從臀部到大腿側邊都無法施力。

原因② 長期的錯誤姿勢

非運動員族群的臀肌症狀，就比較可能和姿勢有關了。現代人經常久坐不動，腰肌會變得短而緊繃，臀肌則變得長而無力。臀肌無力時，如果駝背加上重心往後偏移，會習慣性地在走路時把肚子挺出來；如果重心放在側邊，習慣站三七步，坐著的時候也喜歡翹腳，就容易造成臀中肌和臀小肌無力，在走路時晃來晃去。

簡單來說缺乏運動，很少走路，能夠坐就不站，能夠躺著就不坐的族群，臀肌的肌力就會變弱。當這個情況發生時，會依據不同的代償機制，反應出不同的錯誤步態，最後受力可能會集中到闊筋膜張肌和髂脛束，或是髖關節，因而造成這些部位的過度使用，產生疼痛、發炎或退化。

走路內八的族群，闊筋膜張肌也會較為無力，膝蓋內側會承受較高的壓

力，而股四頭肌會代償協助身體施力。所以，我們經常會看到走路內八的人，包括小朋友，沒走多久就覺得腿很痠，這和沒有效率的走路方式有關。

緊實美臀鍛鍊法

方法① 伸展和強化運動

無論是臀大肌、臀中肌或臀小肌的問題，都可以透過「伸展」和「強化」雙效運動，來增強肌肉的力量和協調性。這個部位的動作，需要同時配合側邊闊筋膜張肌和髂脛束的伸展，才能夠更完整的改善臀肌症候群。（請參閱「三分鐘速感保健操——臀中肌與臀小肌」p.224）

方法② 脊骨神經醫學的調整與保養

臀肌涵蓋的範圍很廣泛，附著的骨骼幾乎包含了整個骨盆與大腿，也因此對於下肢的活動具有非常大的影響。如果已經很認真努力的運動，大量的伸展與肌力強化，成效卻始終遇到瓶頸，就可能要透過關節的調整，讓肌肉的協調性得以恢復。

所有的肌肉都是附著在骨骼上，跨過關節讓身體產生活動。當關節的活動受限時，連帶周遭肌肉的柔軟度也會受到影響。脊骨神經醫學的關節調整，是透過專業的手法與技巧，改善關節的活動度，尤其「骨盆」，是每天在走路、跑步、站立等時候都需要施力的部位，透過適度的關節調整，可以顯著的改善臀肌不協調的問題，進而舒緩疼痛，恢復肌肉原本應有的彈性。

症狀3 骨盆歪斜

工作後總是腰痠背痛，看來已有「初老」症狀……

敏惠高中的時候就被檢查出「脊椎側彎」，因為沒什麼感覺，也不會痛，就一直不去理它。最近因為工作的關係，經常穿著正式的套裝，每次不出多久，不是裙口歪掉，就是襯衫掉出來。而且很容易腰痠背痛，一會兒肩膀痠、一下腰痠，雙腿也容易腫脹，電視上說這就是「初老現象」……

當骨盆轉動不穩時

我們走路的時候，重心應該放在「骨盆」這個位置。它是連結上半身和下半身的樞紐，由左右髂骨、薦椎、尾椎和恥骨圍繞結合而成。

骨盆可以活動，只是它的活動度很細微，共有六個主要關節——分別是往上連結到腰椎的「腰薦關節」、左右對稱的「薦髂關節」、一對連結到股骨的「髖關節」，以及位在骨盆前方的「恥骨聯合」。如果在這幾個關節中，有部分關節的活動受限或錯位，或是肌肉拉扯、過度收縮，就可能造成「骨盆歪斜」。骨盆歪斜主要分成三種型態，包括骨盆前傾、骨盆後傾、骨盆旋轉：

・骨盆前傾

從側面觀察骨盆時，腰椎到薦椎的轉折處，有一個明顯的凹陷角度，當這個弧度過大時，會使得腰椎負擔增加，臀部位置提高，較嚴重的情況可以從外部就摸到薦椎，腰椎一帶也會變得非常緊繃。

・骨盆後傾

和骨盆前傾相反，骨盆後傾是指從側面觀察骨盆時，腰椎連結薦椎的轉折處弧度過小、角度不夠、太過於平直。許多人在腰椎連結胸椎處的角度也會跟著不足，使得背肌無力，平時容易駝背，想要挺胸時會挺不起來，這些都是很典型的骨盆後傾體態表現。

骨盆正面圖

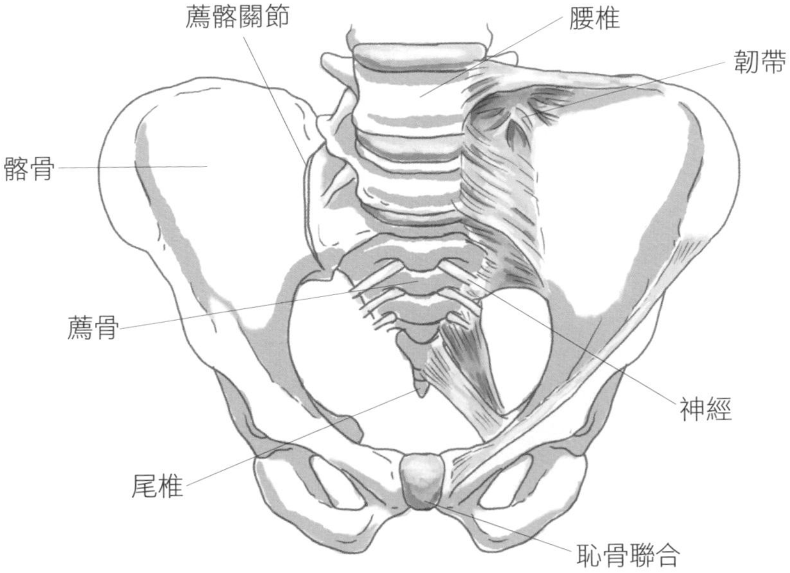

•骨盆旋轉

從背面觀察骨盆時，左右不對稱的情況稱為「骨盆旋轉」。此時身體會沿著「薦骼關節」的切面，像扭毛巾一般地前後、左右旋轉。從外表看起來，臀線或腰際線一邊高一邊低，或是高低肩、頭習慣側一邊，都可能和骨盆旋轉有關。

每一種「歪法」都有跡可循

骨盆歪斜的時候，多半都會感到痠痛，最常見的痠痛部位包括腰部、臀部和腿部，有些人甚至會延續到背部。

腰短臀翹→骨盆前傾

骨盆前傾的族群，通常會因為腰椎周遭的肌群過度收縮而「變短」，造成長年的疼痛，腰薦關節也會因為轉折的角度過大，容易形成腰薦關節的「椎間盤突出」或是「脊椎滑脫」。骨盆上緣的臀肌和胸腰筋膜，也會因為代償作用而經常過度施力。所以，骨盆前傾到了後期，骨盆的位置會有明顯往後翹的形狀，腹部的肌群，則是為了配合腰肌的收縮而變鬆且無力。**骨盆前傾的人，走路時看起來「屁股很翹」**，像「唐老鴨」一般，有些人還形容像是「拉著長長的屁股在走路」，腰部呈現出明顯的角度。

正確站姿與骨盆前、後傾

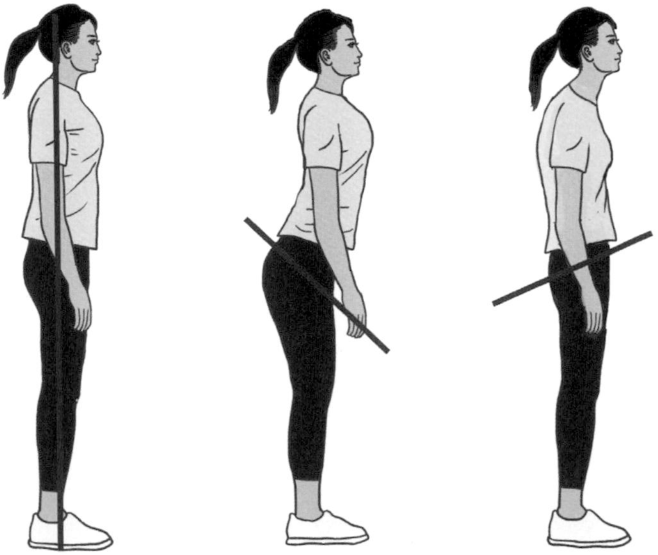

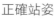

正確站姿　　骨盆前傾的站姿　　骨盆後傾的站姿

疼痛的表現上，因為骨盆前傾影響的範圍很廣泛，包括：髂肌、腰大肌、髂腰肌、腰方肌、胸腰筋膜等周遭的組織，時間久了之後，這些肌肉都會失去彈性而變得緊繃。許多人長年腰痠背痛的根本原因，就是來自於骨盆前傾。

走路搖晃不穩→骨盆後傾

一般骨盆後傾發生在男性身上的比例較高。**腰椎的弧度過直，容易造成胸椎的弧度過彎，而形成「駝背」**。骨盆後傾的人，走路的時候看起來很沒精神，**臀部扁扁的，臀型甚至會有些內凹。由於臀肌的力量不足，所以容易有晃來晃去的步態表現。**

當腰椎受力的弧度不夠時，許多重量會倚靠胸椎的下半段來支撐，身體的代償反應會往上延續，甚至讓肩胛骨和肋骨關節都跟著受影響。在疼痛的表現上，除了腰臀之外，連背部也可能跟著痠痛。

褲頭總是歪一邊→骨盆旋轉

骨盆旋轉最明顯的表現，就是走路時褲頭或裙

頭會一直往一個方向跑；或者走了一小段路後，褲子或裙子的中線會偏離歪掉。比較敏感的人，會覺得自己的身體好像歪歪的，骨盆一邊高一邊低，腰線一邊直一邊彎。有這種感覺的人，就要警覺自己多半是有骨盆旋轉的問題了！另外，有些人在下雨的時候，會發現左、右邊褲管沾濕的程度不同，或是平常有一邊的褲管特別容易被踩髒，這也是骨盆旋轉常見的現象。

嚴重的骨盆旋轉，會往上及往下影響身體的其他部位，包括脊椎側彎、高低肩或是功能性的長短腳、步態失衡等。骨盆旋轉也有可能與骨盆前傾或骨盆後傾並存，對身體造成更大的負擔。

造成骨盆傾斜的原因

原因① 走路重心太高→骨盆前傾

骨盆前傾的常見因素，包括：經常穿高跟鞋、體重過重、駝背、過去的創傷經驗、缺乏運動導致肌力不足等，原則上都是因為站立和走路時，重心沒有放在薦骨第二節的位置，而是向上提高到腰薦關節。當重心位置太高，身體為了維持平衡，就形成了骨盆前傾。

經常久坐的人核心肌群較為無力，穿高跟鞋的時候重心往前，腹肌無力支撐，就會依靠腰肌和小腿肚來協助，特別容易形成骨盆前傾和蘿蔔腿。久坐時姿勢不正確，許多重量都靠腰部來承受，腰肌習慣性地長期收縮變短，

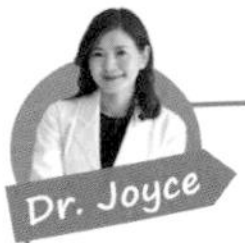

骨盆歪斜治療案例

我曾經看過一個女性個案，十年前嚴重地摔了一跤後沒有就醫，慢慢地自然痊癒。她的骨架很小、人也很瘦，但是小腹上的肉一直消不掉，而且左右邊的肉不一樣多。生完孩子之後，她的骨盆和腰椎痠痛變本加厲，讓她站也不是躺也不是，深感困擾。

評估之後，我們發現十年前的摔傷，造成她的骨盆前傾和旋轉問題，並且影響了身體施力時的慣性。她認真地配合我們建議的姿勢調校運動，疼痛的部分大概在第三次的調整後就有顯著的改善，兩個月之後她很雀躍地跟我説，以前她很努力地想要瘦小腹，做了很多訓練腹肌的運動，包括仰臥起坐、重量訓練、各種舞蹈等都徒勞無功，在接受脊骨神經的建議和調整之後，配合居家運動，不但體態和步態獲得改善，連困擾很久的小腹也消下去了！

也會形成骨盆前傾的體態。

原因② 長期用力錯誤→骨盆後傾

造成骨盆後傾的原因，主要還是來自於生活中習慣性的姿勢不對。例如：喜歡癱坐在很軟的沙發上睡覺或追劇、走路時喜歡頭低低看地上、上班時椅子的支撐性不夠好、缺乏運動，或者運動方式錯誤等。

長期久坐盯著電腦，身體會習慣性地駝背，造成背肌太過僵硬，胸椎活動度極度不足。也因此，每次想要「抬頭挺胸」時反而施力錯誤，沒有辦法挺胸，而是把腰部和臀部往前凸，就形成了「挺肚子」的「骨盆後傾」。

長期缺乏運動，或是慣性的用力錯誤、臀大肌力量不足，都會讓受力失衡，造成「挺著肚子走路」的步態。習慣這樣的錯誤步態後，腰椎到薦椎的弧度就會逐漸變少，造成骨盆後傾。

原因③ 過去創傷或脊椎側彎→骨盆旋轉

大部分的骨盆旋轉和「過去的創傷」有關，其他則

是來自於「習慣性的錯誤姿勢」，例如翹腳、三七步、單側負重等。還有一個部分，則是來自於**「原發性的脊椎側彎」**。

過去的創傷紀錄，經常被當事人忽略，不會長期的去追蹤和重視。我看過幼稚園小朋友跑步受傷後造成骨盆歪斜，過了幾個月再問，他早已經不記得了。看似生活習慣導致的骨盆旋轉，仔細追溯，極可能和那些不復記憶的過去創傷有關，例如：曾在學生時代摔傷，造成後來單邊翹腳比較舒服。或是單側負重比較習慣，久而久之，另一側背包就是感覺不順，站姿也跟著改變，肌肉的慣性就此養成。

脊椎側彎或結構性的長短腳，會讓身體在走路和站立時兩邊受力不均，造成晃來晃去的步態，或是走路一跛一跛的。這樣的問題，通常會掉進一個惡性循環，到最後分不出究竟是骨盆旋轉造成錯誤的步態，還是錯誤的步態導致了骨盆旋轉。無論如何，若發現步態或體態有結構性的改變，就建議要積極處理，才不會讓問題愈來愈嚴重。

讓骨盆回正的方式

骨盆歪斜依情況程度來分，較輕微的可以靠自身的運動來修正；明顯的歪斜就需要尋求專業的協助。此外，不同的歪斜狀態各有其修正方式，最重要的是要改正平時生活中的不良習慣，才能從根本有效地改善。

骨盆前傾改善方法

方法① 穿高跟鞋的正確技巧

骨盆前傾的常見原因之一，就是穿高跟鞋。我能理解女性朋友在一些特定的場合，穿高跟鞋會顯得比較得好看。但如果可以盡量注意一些細節，就能減少高跟鞋造成骨盆前傾的機會。

穿著高跟鞋的時候要「用對力氣」。因為後跟被提高，身體的重心會往前，腰部就有一個明顯的凹折。因此，**穿著高跟鞋走路的時候，要有意識地微縮下腹部的肌肉，想像「夾臀」的感覺，把尾椎往內捲，避免臀部往後翹的姿勢**。這樣的用力方式可以同時訓練核心肌群，也可以減少重心過度往前。想穿高跟鞋，至少要選擇健康一點的款式，搭配正確的技巧，才可以走得自信又美麗。（請參閱「如何挑選高跟鞋，才能兼顧美觀和健康？」p.273）

方法② 走路時收腹夾臀

如果發現自己是「骨盆前傾」的族群，**不只在穿高跟鞋時必須微收下腹、夾臀，平時穿任何鞋子時，都要將這樣的習慣內化在每一個步伐中**。內收腹部的時候要注意不要憋氣，只有肚臍以下的肌肉需要內收，做這個動作時，臀部要同時往內夾，身體的中線往上延伸，用這樣的方式走路，就可以避免骨盆前傾情況的惡化。

方法③ 久坐時避免凹背

需要久坐時，盡量避免「凹背」的習慣。我發現很多人，過去經常被糾正要「挺胸」不要駝背，但因為方法不正確，最後反而變成「骨盆前傾」。**坐著的時候想要讓背部自然放鬆，可以在胸前及後腰處各放置一個小抱枕，讓身體舒服地被前後兩個抱枕夾住，雙腳要能夠輕放地面**，或是準備一個踏腳墊放在辦公桌下方，也是減少腰部負擔的方法。

骨盆後傾改善方法

方法① 擺動臀部：培養骨盆活動敏感度

骨盆後傾的人，通常對骨盆運動的敏感度比較差，所以，首先要做的就是培養骨盆活動的敏感度。平常有時間的時候，可以站著雙手叉腰，固定上半身，腰部以下做「前後擺動」的動作，然後再進階做「前後左右畫圈」的動作。訓練骨盆的活動，角度不用大，但動作要精準，有一點像是跳肚皮舞或夏威夷舞的感覺，可以增強自身對於骨盆位置的敏銳度。

方法② 有意識地「翹屁股」

熟悉了擺動的動作之後，接下來就要將「翹屁股」的姿勢內化在生活中。站著和走路時，有意識地將臀部往後翹，過程中將整個腹部往內收，腰部會有一股往後翹起的力量，可讓原本太過平直的腰椎弧度，透過這個訓練有效率地活動。

方法③ 伸展和強化運動

其他的訓練動作，要針對臀肌和核心肌群做加強，用來平衡骨盆前後的肌群，改善骨盆後傾的體態。（請參閱「三分鐘速感保健操——髂腰肌」p.240）

骨盆旋轉改善方法

方法① 維持左右平衡

想要改善骨盆旋轉，第一要件得讓身體的左右邊平衡。提醒自己坐著的時候不要翹腳，講電話時不要用脖子夾著電話，盡量使用後背包，或是左右邊交替背包包。

方法② 使用客製化鞋墊

如果骨盆旋轉的原因是「結構性的長短腳」，就建議使用客製化加高的鞋墊。需要「客製化」是因為在我過去接觸的案例中，許多人不確定要加高多少，最後都加太多，甚至有孩子因此造成另一個角度的脊椎側彎。

至於「功能性的長短腳」，只要改善骨盆旋轉的問題，就會跟著解決了！

所以，如果不確定自己的情況，最好尋求專家協助，才能夠有效改善。

方法③ 脊骨神經醫學的調整與保養

骨盆前傾與骨盆後傾，在經由適當的運動後，通常會有顯著的改善。而骨盆旋轉的機制，因為較為複雜，代償的機制除了上下之外，還有明顯的左右差異，加上骨盆是一個類似「碗盆」的形狀，扭轉時的方向十分特殊，雖然透過伸展和強化運動會有所幫助，但如果能夠配合脊骨神經醫學的調整，恢復的反應會加更明顯。

當骨盆旋轉時，除了薦髂關節需要被照護之外，骨盆中的微動關節：「恥骨聯合」，也是脊醫會重視的關節之一。我看過許多骨盆旋轉的案例，即便角度非常些微，卻讓身體的神經系統產生變化，而出現腹部脹痛、生理痛、腸胃不適、鼠蹊部疼痛等症狀，如果加上代償反應，可能包括膝蓋、臀部、腰部等，都會跟著受到影響。

當發現自己有骨盆旋轉的徵兆，或是身體不平衡的跡象，除了自身的運動之外，也可以尋求專家的幫忙，盡早改善身體失衡的問題。

全身性的影響
局部問題必成為整體問題

錯誤的姿勢與步態，經過一段時間後，影響的範圍會愈來愈廣泛，甚至影響到整個脊椎。當這些錯誤成了全身性的習慣，修正就更加困難了。

整體的牽連主要分為兩種症候群：一是上半身，另一是下半身。上半身的問題，稱為**「上交叉症候群」**，**影響的部位在頸椎、前胸和上背**；下半身的問題為**「下交叉症候群」**，**也稱做「骨盆交叉症候群」**，**影響的是骨盆周遭、深層腹肌以及臀肌這一帶的肌群**。

症狀1 上交叉症候群

頭痛、落枕、肩膀痠痛，想抬頭挺胸變得好難。

曉薇是個標準的「低頭族」，在還沒有手機之前，就習慣走路的時候低頭看地上，智慧型手機出現後，無論是上班、走路、滑手機，甚至看電視、看書，都是駝背低頭的姿勢。長久以來，除了經常性的肩膀痠痛之外，也很容易頭痛和落枕，常覺得肩膀很重，一旦試著挺胸，感覺更不舒服……

上半身肌群不協調

「上交叉症候群」是因為某些錯誤的姿勢，造成肩關節和頸部前後肌群的不協調，進而引發疼痛。受影響的肌肉包括上背的枕下肌、上斜方肌和提肩胛肌都會變得緊繃，前胸的胸大肌和胸小肌也會跟著緊繃。這樣的姿勢，會讓深層的頸椎肌肉變得無力，尤其是頸椎前側的屈肌，以及交叉到菱形肌、前鋸肌和斜方肌中、下段的肌肉。

肌群「緊繃」時，肌肉束會相對「變短」；而當肌群「無力」時，肌肉束則會「變長」。這兩種改變，都會讓肌肉在施力及收縮時失去最佳效率，養成的慣性也會讓身體經常覺得很沉重。正因為肌肉的代償機制是前後相互影響的，肩頸、頭部這個部位的交叉代償機制，醫學上稱之為「上交叉症候群」。

除了肌群的緊繃和無力，關節的活動度也會跟著受限，影響最深的關節，包括：肩關節、頸椎第一第二節、頸椎第四第五節、頸椎連接胸椎的轉接處，以及胸椎第四第五節。除了肩關節以外，其他都位在脊椎弧度較大的部位，這些關節處特別容易「卡住」，磨損和疼痛也會特別明顯。

上交叉症候群

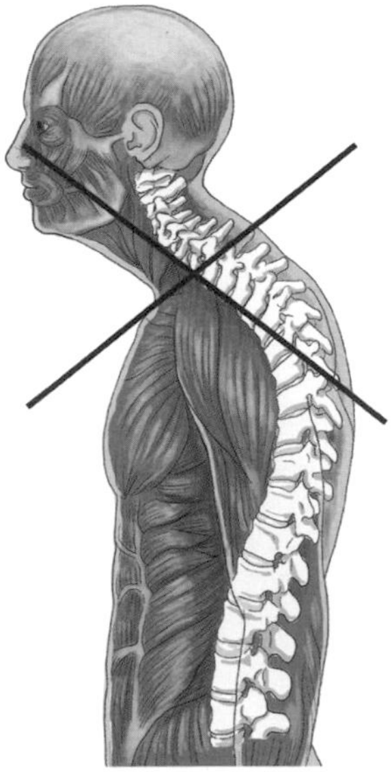

外觀特徵與痛點分布

上交叉症候群通常是長時間累積而成的。首先，可以從姿勢上看見明顯的變化，若未適度修正，就容易使頭痛、頸部疼痛、肩膀疼痛、上背痛、落枕等疼痛，從「間歇性」演變為「慢性」。外觀的特徵包括：駝背、肩胛骨外翻、肩關節內旋（圓肩）、聳肩、頭頸前傾等。

變樣的身型：垂頭駝背沒精神

特徵① 駝背

最典型的上交叉症候群，外觀特徵就是「駝背」。當胸椎弧度過大、形成駝背時，背肌會變得無力，胸椎關節的活動度也會受限，甚至連結到肋骨的關節也會被影響。所以，許多習慣性駝背的人，一旦請他抬頭挺胸，不舒服的感覺反而會更劇烈，或是無法撐得很久。

此外，駝背的「駝峰」會根據每個人姿勢的差異，落於不同的位置。骨盆前傾的駝背頂峰在上背；骨盆後傾的駝背則多半在下胸椎，這兩種駝背，都是「上交叉症候群」與「下交叉症候群」同時存在的表現。

特徵② 肩胛骨外翻

肩胛骨外翻也稱為「肩胛骨突出」，意思是肩胛骨內側的邊緣沒有貼近身體，而是像「翅膀」般的突起。上交叉症候群的斜方肌是緊繃且無力的，然而穩定肩胛骨需要斜方肌、菱形肌和前鋸肌彼此有力而協調的收縮。當肩胛骨周遭的肌群力量不足時，就可能讓肩胛骨呈現外翻突起的樣貌。

特徵③ 肩關節內旋（圓肩）

缺乏運動、整天坐在電腦前的上班族，幾乎人人都有「圓肩」的問題。圓肩是指肩關節有一個往前內旋的角度，後背會跟著拱起，造成肩關節的活動度受影響，尤其是往上及往後的角度會明顯受限。

有些人會將「駝背」、「肩胛骨外翻」和「肩關節內旋」混淆在一起，較嚴重的錯誤姿勢，確實可能讓這三種問題同時出現，外觀看起來就會「駝背」的更嚴重。一部分的人可能只有其中一種或兩種問題，**單純圓肩的族群，通常和經常滑手機、用電腦、看書、肩關節缺乏活動，以及長期讓肩膀內旋有關**。

正常頸椎與頭頸前傾對照圖

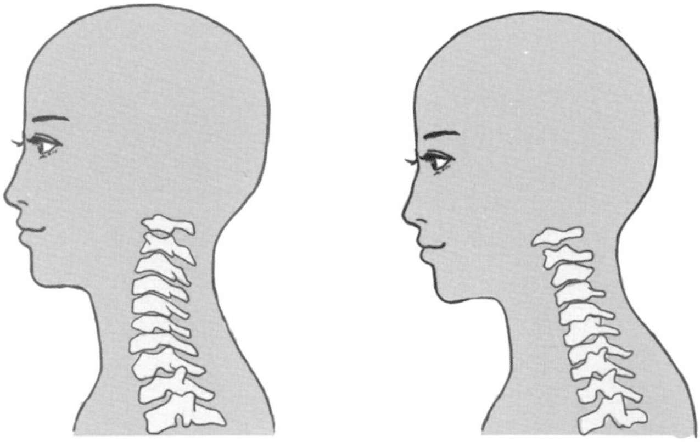

● **正常的頸椎**：維持一個C型的弧度。

● **頭頸前傾**：失去頸椎應有的弧度，過直的頸椎造成肩頸部位長期的疼痛，背部也變得肥厚。

特徵④ 聳肩

聳肩的體態，有很大一部分和「緊張的情緒」有關。許多生活步調匆忙又緊湊的族群，呼吸變得急促短淺，隨時都像是在打仗，身體上半身的肌肉也時時刻刻處在備戰狀態。當肌肉緊繃時，尤其是上斜方肌和頸部一帶的肌肉無法放鬆，身體就會出現「聳肩」的姿勢，如果胸肌也同時是緊繃的，肩胛骨周遭的肌肉就會變得虛弱，所以，經常可以看到**3C重度使用者兼具「聳肩」與「圓肩」的體態**。

特徵⑤ 頭頸前傾

頸椎本身有一個C型弧度，原本可以穩固的承載頭部重量，頸部的肌肉也不至於太辛苦。不過，現代人無論是開車、上班、閱讀、開會時，身體都有往前傾斜的通病，久而久之，就形成了「頭頸前傾」的慣性。

頭頸前傾的情況下，頸椎由於弧度不足，由C型逐漸變成了斜斜的I，甚至形成倒C型，周遭肌肉自然會跟著緊繃。還有一些人會為了平衡視線，頭部往前傾斜後還會提起下巴，導致頸部周遭的肌群處於過度收縮的緊張狀態。頸椎連接胸椎的轉接處，也就是頸椎第七節、胸椎第一節的位置，周遭的肌群因為需要過度的支撐才能維持頭部平衡，所以，許多有上交叉症候群的人，在頸根部會有一塊厚厚的突起，肩頸部位很緊繃，周遭的肌肉顯得飽滿肥厚。

疼痛部位在上半身

痛點① 頭痛

許多人有長年頭痛的困擾，原因和上半身的肌肉協調有關。「頸因性頭痛」就是指頸部的關節、肌肉僵硬緊繃所造成的頭痛，最常受到斜方肌以及深層的頸部肌群影響，只要同樣的姿勢維持太久、過於疲勞、睡眠不足、肌肉無法放鬆，就會產生頭痛！

痛點② 頸部疼痛

頸部的關節活動度和肌肉柔軟度不足，會讓脖子一直覺得痠痠卡卡的，嚴重的時候甚至會痛到注意力無法集中，活動頸部的時候，總會覺得緊緊的，甚至發出「喀喀」的聲音。除了頸部本身的疼痛，還會覺得頭和肩膀都重重的，就像是背著一個大包包的沉重感。

痛點③ 肩膀疼痛

肩胛骨周遭的肌群會因為姿勢習慣的影響，無法有效率地穩定肩胛骨，像是：穩定肩關節的前鋸肌、斜方肌和提肩胛肌等，都是比較表淺而大範圍的肌肉，狀況輕微時會形成肩胛骨外翻，嚴重時則可能讓肩胛骨的活動受限，無法往上及往後延展，並且產生疼痛無力的感覺。

痛點④ 上背痛

上背的疼痛會從頸部開始，逐漸延伸到肩胛骨的周遭，直到漢方醫學中所稱的「膏肓穴」，亦即解剖學上第四節胸椎連結到肋骨的關節。有上交叉症候群的人，胸椎第四節到第六節都會經常性地疼痛，甚至影響到呼吸，使得呼吸總是過於表淺，有種「吸不到空氣」的感覺。

痛點⑤ 經常性落枕

因為肌肉的緊繃與不協調，晚上睡覺時，頸部和上背部的肌群無法完全放鬆，就很容易產生「落枕」這種急性疼痛。經常落枕的人，多半會努力尋找適合自己的枕頭，但總覺得怎麼睡都不舒服，這是因為**頸部和上背部的肌肉，長年無法好好放鬆而造成的急性拉傷**。

「姿勢」是沉默的慢性殺手

原因① 長期的錯誤姿勢

造成上交叉症候群的主要原因只有一個，就是「長期的錯誤姿勢」。因為錯誤的姿勢習慣，讓肌肉群逐漸失去力量與彈性，加上運動量不足，或是錯誤的運動方式，使得肌力不足的部位更加無力，代償的肌肉又長期過度使用，進而形成體態上的改變和慢性的疼痛。

當肌肉已經失去應有的協調和彈性時，**如果生活步調太緊湊，經常下意識地聳肩，或處於緊繃狀態，就可能進而影響呼吸**。現代人的呼吸多半都過於短淺，正是因為上交叉症候群導致斜方肌、菱形肌和提肩胛肌的柔軟度不足，因而肋骨關節的活動度受限。

呼吸短淺時，身體會嘗試更用力地吸入更多空氣，肌群就會更緊繃，協調性也變得更差。當呼吸習慣已經受到影響，錯誤的呼吸技巧就成了加速上交叉症候群惡化的原因之一，使得原本只是體態上的改變，到後期甚至會覺得長年肩頸痠痛、呼吸不到空氣、心悸、頭痛等慢性的問題。

原因② 低頭走路

從步態上觀察，最常造成上交叉症候群的習慣，就是低頭走路。許多人從小就有低著頭走路的習慣，原本只是想看路面是否平整，久而久之就養成駝背、頭頸傾斜的習慣。現在則有許多人邊滑手機邊走路，頭低低地看著手機，時間久了也會造成肌肉失衡，形成上交叉症候群。

動起來！改變肌肉的錯誤記憶

想要改善上交叉症候群，最重要的是戒掉姿勢上的壞習慣、培養好習慣。在生活中提醒自己，**盡量避免「低頭」、「駝背」這些錯誤的姿勢，伸展緊繃的「短肌肉」，強化無力的「長肌肉」**，就可以從根源解決上交叉症候群所衍生的各種問題。

方法① 避免同一個姿勢維持太久

忙碌的上班族經常感覺一個小時、一個下午一下子就過完了，在不知不覺中，同一個坐姿、頭部傾斜度和頸部的位置，就這樣維持了好幾個鐘頭。專注的時候通常沒有感覺，等到一忙完，脖子、肩頸、後背、腰部等，各部位都會覺得痠痛不已，可想而知，這些姿勢對身體有多大的負擔！

建議久坐族可以設定鬧鐘，每個鐘頭提醒自己起身動一動。肌肉和關節只要能夠適當的活動，即便只是一下下，都可以減少局部的僵硬。如果已經有長期痠痛的問題，大約每四十五分鐘就應該活動一下頸部、肩膀和上背，並且離開椅子起來走一走，讓身體的肌肉可以得到延展，關節也得到潤滑。

方法② 符合人體工學的環境

許多人的上交叉症候群是從學生時期就開始養成了。準備課業、考試、上課，都會讓身體維持同一個姿勢很久，這也是為什麼台灣人普遍都會有駝背和姿勢不良的問題。學生和上班族在使用桌椅時，要盡量維持高度適中，讓雙腿可以舒適地平放在地面，桌面高度也應該讓手肘可以自然地倚靠著。

當然，即便有了舒適的環境，還是需要每個鐘頭稍微休息一下，減緩專注許久後的勞累。

方法③ 避免低頭滑手機

智慧型手機普及之後，用手機看影片、打電動、傳訊息等，都變得十分便利，也因此有更多人「離不開手機」，成了「低頭族」，而長時間低頭正是造成上交叉症候群最主要的原因之一。也就是說，減少滑手機的時間，就可以減緩頸椎和肩膀這一大區塊的傷害。

除了調整靜態的姿勢，走路時也要盡量抬頭挺胸，養成正確的步態，對身形和健康才能有顯著的改善。

方法④ 肩頸上背的伸展強化運動

除了姿勢的矯正以外，想要徹底改善上交叉症候群，還必須配合適當的運動。之所以稱為「交叉症候群」，是因為緊繃和無力的肌群是呈現前後、上下交叉的代償作用。進行適當的伸展與強化運動，讓頸部、肩膀及上背的肌肉恢復應有的彈性和協調，就能有效舒緩這些痠痛。（請參閱「三分鐘速感保健操──背闊肌」p.244）

症狀2 下交叉症候群

開始辦公室人生後，小腹愈來愈大，上下樓梯也有點吃力，是胖了的關係嗎？

俊雄在金融業已經有二十多年的資歷，工作時總是坐著一整天，經常會坐到腰痠背痛。因為步入中年，小腹愈來愈大，連女兒都會笑說像是懷孕五個月的肚子。最近不知道是不是愈來愈胖的關係，走路時膝蓋也不太舒服，不時會這裡痛一下，那裡痠一下……

腰腹下肢肌群的失衡

「下交叉症候群」也稱為「骨盆交叉症候群」，是腰腹區塊肌群前後、上下的失衡。受壓力影響而變得緊繃的肌肉，主要為位在胸椎連接腰椎的「胸腰伸肌群」，包括：豎脊肌、多裂肌、腰方肌、背闊肌，同時，互相對應位在身體前側鼠蹊深處的髂腰肌，大腿外側的闊筋膜張肌，以及大腿前側股四頭肌當中的股直肌也會跟著緊繃。相對的，變得虛弱無力的肌肉，則包括所有的腹肌與臀肌。

因為上述的肌肉群失衡，使得周遭的關節，包括腰椎第四第五節、腰椎第五節到薦椎第一節、薦髂關節和髖關節，都容易因過度擠壓而疼痛。時間久了，膝關節也會連帶受到影響。

這一類型的肌肉失衡，來自於長期錯誤姿勢的累積，以及身體的代償機制，所以也會形成體態的改變。常見的包括腰椎弧度的過彎與骨盆前傾，弧度的最頂峰，通常在腰椎第四第五節、腰椎第五節到薦椎第一節這個位置，因此容易產生局部的過度受力，包括「腰椎滑脫症」、「椎間盤突出」、「退化性關節炎」等，都是很常見的併發疼痛。

身材走山不一定因為胖

和「上交叉症候群」一樣，「下交叉症候群」也會造成身體外觀的改變，以及慢性的疼痛和大範圍肌群的失衡。如果沒有適當改善，將會導致緊繃的肌肉愈緊繃、無力的肌肉愈無力的惡性循環。

變樣的身型↓下半身四種常見體態

特徵① 小腹突出

在我的觀察中，**如果身體其他部位都正常，只有肚子特別大，無論如何都有個「瘦不下來的小腹」，九成以上都是「下交叉症候群」所導致！**根本的原因在於腹肌和臀肌的虛弱無力，而因為身體的代償機制，即便認真地做了仰臥起坐或棒式等運動，還是消除不掉腹部的贅肉。再加上臀大肌太弱，走路時身體的重心必須往後傾斜，除了造成髖關節的壓力，也會形成挺著肚子走路的步態。

特徵② 臀部下垂扁平

臀型下垂的主要原因，是肌肉缺乏足夠的訓練，造成失去應有的彈性。走路時，臀肌負責穩定身體的平衡，如果步態正確，多走路及跑步可以讓臀型更好看。但有下交叉症候群的人，會因為腹肌和臀肌過於無力，走路時有外八的傾向，以致於無論怎麼練習，臀部還是鬆垮又下垂。

另一種情況是類似「西洋梨」的臀型，買褲子時，如果腰圍適合臀圍就太緊，臀圍穿得下腰圍就太鬆，而且臀部總是不長肉，甚至兩側還會有些凹陷，這都是因為臀肌太弱，造成了外觀的改變。

特徵③ 臀部太翹

翹臀是許多人理想中的臀型，但有一種狀況不是真翹臀，而是腰椎弧度過大，使得臀部太過往後，像是「身體走在前面，臀部走在後面」，甚至被形容像麻將桌一般，晚上仰躺睡覺時，腰部會有明顯的懸空狀態。以上這樣的體態，就是「骨盆前傾」加上「下交叉症候群」的綜合表現。而視覺上看起來的「翹臀」其實是「歪斜的薦椎」，因為臀肌和腹肌無力，使得小腹和臀部很鬆垮，這些局部肥胖很難消除，也造成了奇怪的身體比例。

特徵④ 大腿粗壯

當腹肌和臀肌被減少使用後，身體就得藉由其他部位的肌肉來協助支撐，大腿和髖關節首當其衝，成了最佳的輔助夥伴。有下交叉症候群的人，會因為後腰的肌肉太緊繃，牽扯到鼠蹊及大腿前側的肌群，使得走路時在這些部位需要更多的收縮用力，來支撐身體的重量。

這些肌肉被過度使用後，就像是蘿蔔腿一般，會變得肥厚粗壯，這也是多數女生大腿特別粗，而且瘦不下來的原因之一。

下交叉症候群

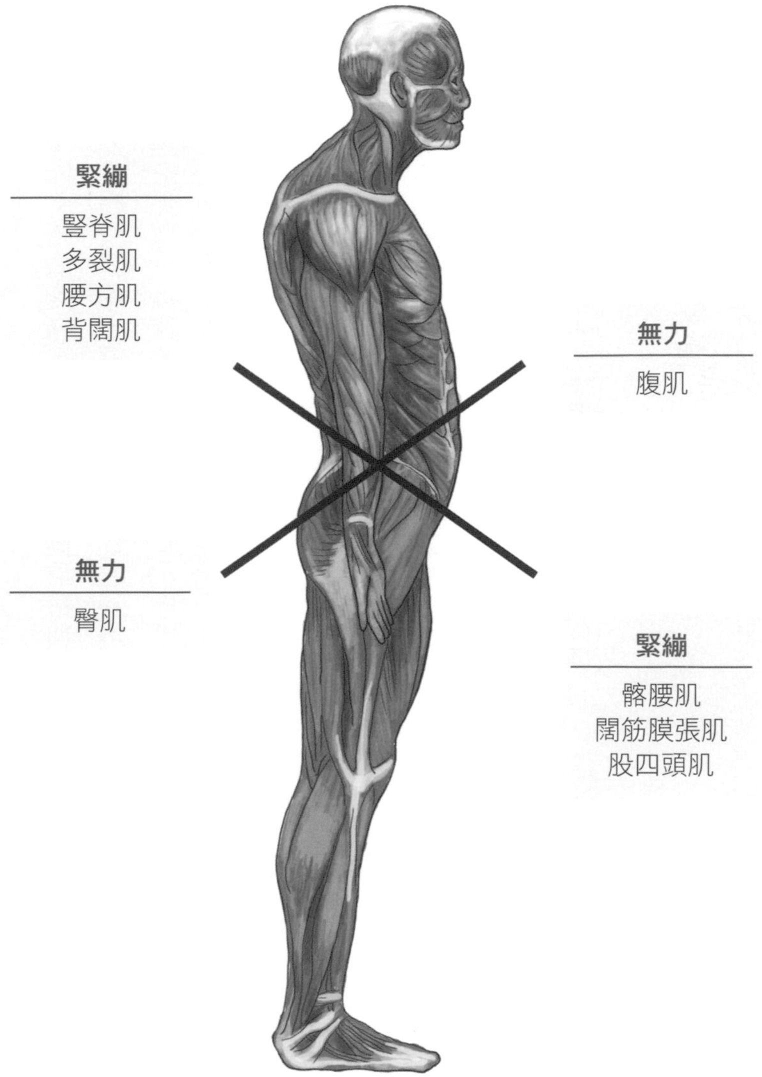
緊繃
豎脊肌
多裂肌
腰方肌
背闊肌
無力
腹肌
無力
臀肌
緊繃
髂腰肌
闊筋膜張肌
股四頭肌

下半身的疼痛點分布

痛點① 腰椎疼痛

腰椎不時的疼痛，是下交叉症候群最典型的症狀。胸腰椎這一帶的深淺肌群都會過於緊繃，容易造成間歇性的腰痠，或有扭到腰的感覺。不過，因為問題主要來自肌肉本身，只要休息、伸展、熱敷，通常都可以很快速地舒緩疼痛，睡個好覺後，往往腰就不再痛了。也因此，這一類型的腰部疼痛經常被忽略，進而累積成慢性的問題。

痛點② 髖關節疼痛

在下交叉症候群所影響的肌群中，位在鼠蹊部深處的髂腰肌，是一組髖關節活動時的重要肌肉。經常久坐的族群，髖關節長期處在同一個彎曲的角度範圍裡，如果加上腰部的角度過直，經常習慣上半身往前傾斜著辦公，就會讓結構上跨越髖關節的髂腰肌過度緊繃收縮，造成髖關節周遭的疼痛。

痛點③ 薦髂關節疼痛

薦髂關節位在骨盆中，介於薦椎和髂骨之間。這個關節的周遭，有許多核心肌群附著於骨骼上，當這些肌肉無力或是過於緊繃時，就會產生疼痛。此外，肌群的外層有一組「胸腰筋膜」，由胸椎下緣連結到骨盆，也有可能因為姿勢不良，牽扯到周遭的組織，造成薦骼關節的疼痛。

痛點④ 膝蓋疼痛

下交叉症候群所影響的範圍，主要在腰椎、骨盆和髖關節一帶，但若衍生成慢性問題時，步態習慣會跟著改變，就可能進一步導致膝關節的疼痛。長期久坐的族群，尤其是女性，會使得大腿後肌群缺乏足夠的彈性與力量，再加上受到「下交叉症候群」影響的肌群，以致在站立和走路時，膝蓋會往後傾斜，對膝關節產生直接的壓力。所以，只要站立、走路或跑步，膝關節的前後側都會感覺到比較深層的疼痛，這就是下交叉症候群造成的影響。

痠痛無力的問題日益「坐」大

上、下交叉症候群，都是因為錯誤的姿勢習慣所衍生的問題。**現代人一天中，「坐著」的時間經常超過八小時，這樣的生活型態導致核心肌群無力，**因而改變了原本應有的正確步態，或是造成體態的改變，也讓下交叉症候群成為現代普遍的文明病之一。

原因① 經常久坐

坐著的時候，下半身的關節包括髖關節、膝關節和踝關節，都處在「彎曲」的角度中，腰部如果沒有適度的支撐，從腰部直到骨盆底，都會有相當程度的負擔。時間久了，腰椎周遭的肌肉會被過度使用，下半身的肌肉會因為缺乏延展和活動而變得無力，關節的活動度就會降低。不知不覺中，也就造成了下交叉症候群。

原因② 走路太少臀肌無力

現代人生活太過便利，甚至可以不必出門購物，直接上網用手機搞定一切，許多人平時工作太累，一到週末假日只想窩在家裡當「宅男宅女」。**習慣久坐加上活動量嚴重不足的結果，就造成了無力的臀肌。臀肌無力後，身體肌群的用力模式會跟著受到影響，而逐漸形成下交叉症候群。**

原因③ 核心鍛鍊不夠全面

核心肌群的範圍涵括了腰部、腹部、臀部和骨盆周遭的肌肉。許多人想要鍛鍊核心肌群，卻只注重腹肌而不夠全面，如果身體的用力模式已是下交叉症候群的狀態，**若沒有配合臀肌鍛鍊，腹肌就很難有理想的鍛練成果**，想要消滅的小腹也就會一直除不掉。

原因④ 腹肌無力

我經常提醒大家，**無論站立或走路，都要養成「腹部微收」的習慣**。正

確的站立和走路姿態，**核心肌群一整圈都必須些微收縮**，可惜很多人都沒有習慣這麼做，只是單純地用雙腿帶動身體，長久下來，腹肌自然會缺乏應有的力量。腹肌長期無力，加上交叉後的代償反應，會讓臀肌也逐漸失去力量，形成了真正的下交叉症候群。

原因⑤ 錯誤步態

錯誤的步態，通常在年紀很輕的時候就養成了。從小駝背、背肌無力、坐沒坐相、站沒站相，都會讓肌肉無法在有效率的模式下用力，形成身體的代償反應，進而影響步態。造成下交叉症候群的步態習慣很多元，包括：走路晃來晃去、挺著肚子、步伐很拖、臀部太翹等，都是形成的因素。

重新抓回身體的重心

下交叉症候群的造成原因，**一半來自「缺乏活動量」**，**另一半來自於「錯誤的活動」**。只要能夠改善這兩者，問題就能徹底解決。而這兩個問題都是源自於「習慣」。

許多有下交叉症候群的人，早已經忘記「重心回正」是什麼樣的感覺，誤以為「肚子挺出來才是正的」，或是覺得「抬頭挺胸容易重心不穩」，這都是長期姿勢錯誤後導致的結果。**想要有效改善下交叉症候群**，**首先要學會**

「活動骨盆」，調整姿勢以抓回身體的重心，再配合適度的運動，一步一步慢慢重新「站起來」、「走出去」。

方法① 學會骨盆活動

站立和走路時，身體的重心應放在薦椎第二節，大約是骨盆中心的位置。有下交叉症候群的人，會因為周遭肌群的拉扯及無力而重心不穩，或是重心位置太高而移到腰椎的位置。在學會感受「重心位置」時，要先學會活動骨盆，試著在站著的時候，上半身不動，從腰椎到臀部輕鬆的前後、左右擺動，感受「骨盆往前」與「骨盆往後」的差別。下一步，就可以慢慢學習正確的步態了！

方法② 建立正確步態

正確步態的建立，需要身體上下各肌群相互配合，從腳底的足弓，下肢的各部位肌肉，到骨盆、腰椎和上半身，每一個環節都可能影響步伐的平衡與穩定。下交叉症候群的步態問題，在於臀肌和腹肌不夠有力，而讓其他的肌肉和關節承受過大的負擔，只要學會正確的步態，肌肉之間的協調就能獲得改善，走路時可以走得更遠更久，體態也會更優雅挺拔。

方法③ 減少久坐不動

如果覺得沒時間運動，感受不到自己的「重心位置」，也無法察覺自己的步態問題，至少要先減少久坐。

坐著的時候，臀肌和腹肌都無法收縮，取而代之用力的是深層的腰肌及大腿屈肌，有些人坐久了，剛站起來的時候，會覺得腰挺不直，或是鼠蹊部位痠痠痛痛的，正是這些肌肉被過度使用的徵兆。如果在工作場合必須一直坐在辦公桌前，至少每隔一個鐘頭要起身走動，加上一些簡易的伸展，才不會讓下交叉症候群愈來愈嚴重。

方法④ 腰臀下肢的伸展強化運動

上交叉症候群和下交叉症候群一樣，都是屬於姿勢型的症候群，可以透過適當的運動，改善肌肉的力量和彈性。這些運動只要循序漸進，慢慢讓緊繃的肌肉延展開來，強化肌力不足的肌肉，除了能促成外觀上的改變，也將有效改善疼痛，遠離姿勢不良所帶來的長年困擾。（請參閱「三分鐘速感保健操——腰方肌」p.236）

第7章

正確走路應該怎麼走

把「口訣」化為「直覺」的完美步態指標

想徹底改變長期累積下來的錯誤步態，
必須重新給予肌肉正確的記憶。
剛開始難免會感到有些僵硬不自然，
但是矯正絕對是必要的：
從站姿開始端正，視線、頸部、下巴、
肩膀、手臂、背部、腹部、骨盆、足部著地、
步伐長度與寬度、腳尖外開角度、身體重心該擺在哪裡，
本章都有清楚的重點指導和技巧說明。
讓身體反覆練習，重新養成好習慣，
也就是將這些技巧化為未來行走的直覺，
就能真正達到所謂「走路健身」的效果，走出截然不同的人生。

全身整體的平衡
完美步態十項要點

許多人都以為矯正步態，只要注意雙腳的位置即可。其實，**正確的步態，是從頭到腳、前後、左右各面向的平衡，包括上半身、下半身各處的位置與用力習慣**，彼此協調配合，走出最平衡的步態。

重點1 第一步，先站好

站姿正確，站直站穩，是跨出健康的第一步。站立的時候要收下巴，不駝背，肩膀不往內捲，腰桿挺直，下腹微收，想像有一條筆直的線往頭頂上延伸。先注意好這些細節，就可以開始往前邁進。

重點2 視線持平不低頭

視線應擺在眼前五百～六百公尺處，這樣可以很清楚地看到前面的道路，盡量避免低頭看地面或滑手機。

重點3 頸部維持自然弧度

從側面看的時候，人的耳孔應該與肩膀對齊，**頸部盡量避免過度前傾**，維持頸椎原本的弧度才正確。

正確步態

先站好，再跨出步伐

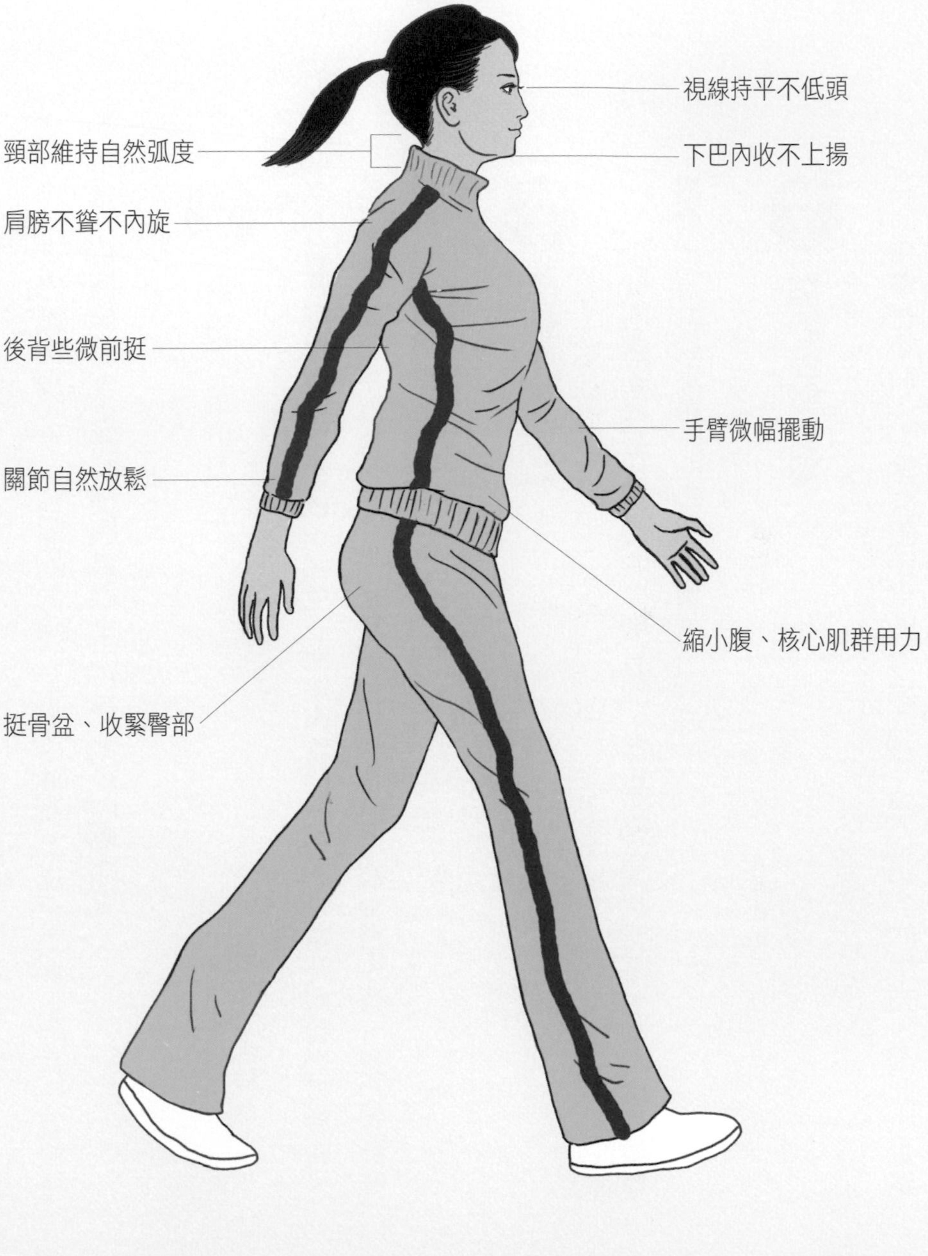

重點4 下巴內收不上揚

下巴應保持垂直往地面的方向，**不過度低頭，也不上仰**。配合「視線持平」這個技巧，走路時提醒自己下巴自然地往內收即可。

重點5 肩膀不聳不內旋

肩膀應保持些微往後，避免肩關節內旋的姿勢。走路時肩膀盡量放鬆、不聳肩，如果單肩背包包，則應該讓包包的背帶左右交替來背，避免長時間以同一側負重。

重點6 手臂微幅擺動

手臂的擺動與整個身體的平衡有關，理想的行進狀態下，**手臂應微幅地擺動**，有助於走路時的步伐平衡。

重點7 關節自然放鬆

手掌握拳時，會讓整隻手臂的肌肉收縮，產生過多的壓力。因此，**走路**

時手肘、手腕和手掌都應自然地放鬆，避免握拳或是過度甩手。

重點8 後背些微前挺

背肌應有意識地用力，些微往前挺。**挺胸時記得不要憋氣，正常呼吸**，只用背肌的力量將胸口往上挺起即可。

重點9 縮小腹、核心肌群用力

走路時，要**有意識地微收下腹部，但臀部不需用力往後**，而是將下腹往上延伸，用核心肌群的力量穩定每一個踏出去的步伐。

重點10 挺骨盆、收緊臀部

走路時，骨盆應微幅地自然晃動，如果臀肌力量不足，才會明顯地大幅左右擺動。**站立及走路時，都要維持「挺骨盆」的姿勢**，也就是下腹微收、臀部些微收緊，讓骨盆往上延伸、挺直。

雙腳移動的細節
掌握行走的正確律動感

骨盆以下的步態矯正重點，會放在雙腳的各項細節上。當這些細節都注意到了，整個人體就會處於平衡的狀態，膝關節與髖關節也可以正常受力。

重點1 足跟著地，前足推進

每一次的步行週期，都是足跟先著地，再由前足往前推進。即便是穿著高跟鞋或涼鞋，也都是一樣的方式。如果經常會絆倒，或是鞋尖有明顯的磨損，都代表步態不對，或這雙鞋不合腳，而讓你的步態未處於「足跟著地，前足推進」的模式。

重點2 步伐長度這樣估算

過大的步伐長度，會讓身體感到吃力；過小的「小碎步」，則反應出身體的關節或平衡上有問題。**正常的步長，大約是「身高×〇．三」**；走快一點或跑步時，「身高×〇．五」是比較適合的長度。

重點3 雙腳寬度與肩同寬

除非是模特兒走秀，或是酒測時的直線測試，**不然走路時的「雙腳寬度」**

應約為「肩膀的寬度」。寬度太寬，是身體需要往外尋求平衡的警訊，如果伴隨著「外八角度」則更需特別留意。

重點4 腳尖角度控制平衡

走路時，腳尖會有些微的外開角度，大約是五~七度左右。這個角度範圍，是身體重心平衡的最佳狀態。

重點5 重心分布與轉換

以正確的步態走路時，**足跟會先著地，偏外足跟的部位會承受較高的壓力，接著由前足推進，重心則偏中內側**，大約是第二、第三根趾頭根部的位置。所以，從鞋底觀察時，應該也是鞋跟外側與前足會有較多的磨損，並且應該左右對稱，這樣才是正確的步態重心轉換。

請謹記上述「全身平衡的十項要點」與「雙腳移動的五個細節」，實際納入每日行走的練習之中，即使剛開始沒辦法一次就走得很完美，甚至為了改掉以前錯誤的走路習慣，而顯得走起路來有些彆扭不適應，但這都只是過渡期。只要能勤於練習，深信「肌肉的記憶」是可以被改變的，你很快就會發現以前的痠痛毛病改善很多，體力和精神變得更好，惱人的蘿蔔腿變細了，不再駝背、挺著肚子或左搖右晃的走路，整個人煥然一新！

尤其當全身的肌肉、骨骼、神經系統都因為步態正確，回到了應有的軌道上，人體的「自癒力」才能完全的啟動，整體的健康狀態都會因此出現很大的進步。這巨大的收穫，只需要從每天一小步的改變做起！

第8章

三分鐘速感保健操：正脊、美姿、痠痛退散！

走出正確步態，十組關鍵肌群這樣鍛鍊

除了學會正確的走路技巧，
若能對全身肌肉、筋腱給予充分的鍛鍊，
走路不僅能輕鬆有效率，
體能、代謝與免疫力也會更加活化，
身材亦能更顯緊實年輕。
本章針對十組關鍵肌群列出症狀問題檢索表，
每一組肌群皆由脊骨神經專家親自示範三帖保健操，
並標註「難易度」與「有感部位」，
方便讀者依個人體況練習，
且隨時能檢視自己的動作是否到位。
希望大家能多加練習，
徹底消除痠痛，進而美化我們的身型。

關鍵肌一

腓腸肌

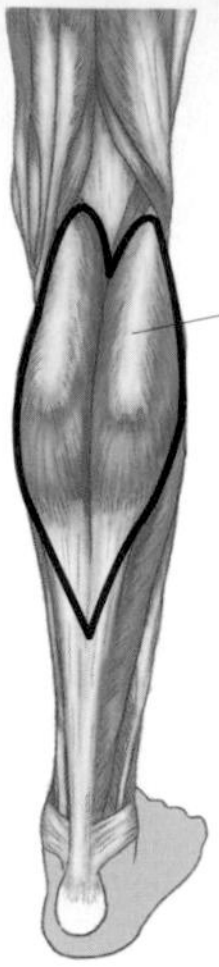

　　腓腸肌位於小腿後側，是在跳躍和步行推進時，會使用到的主要肌肉，也是小腿中最有力量的肌肉。如果走路習慣的方式錯誤，就會很容易讓腓腸肌過於肥厚緊繃，而形成明顯的「蘿蔔腿」，出現經常性的腿部腫脹、疼痛、痠麻等問題。

腓腸肌 → 緊繃無力問題檢索

腓腸肌緊繃無力時可能造成的問題

步態體態改變	疼痛發炎症狀	常見代償表現
• 蘿蔔腿	• 小腿腫脹、痠麻	• 槌狀趾
• 走路很重	• 足底筋膜炎	• 拇趾外翻
• 踮腳走路	• 跟腱炎	• 小趾內翻
• 翹著屁股走路	• 夜間抽筋	• 腳底長繭
	• 經常性腳踝扭傷	• 腰部痠痛

鍛鍊操 1

日常保健操

弓箭步拉小腿

• 難易度：★　　• 有感部位：小腿後側直到足跟

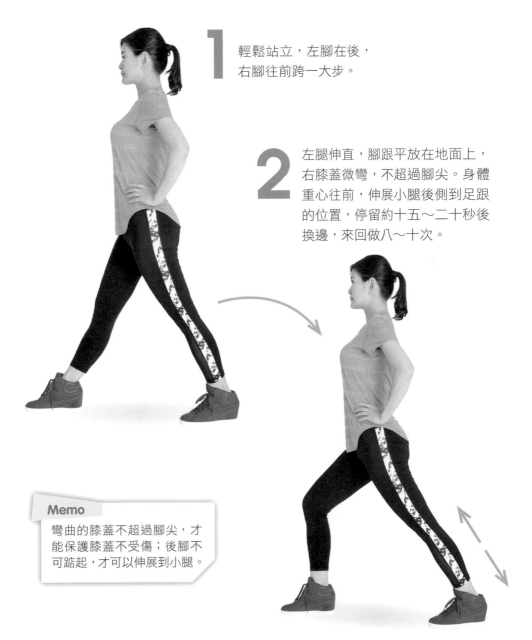

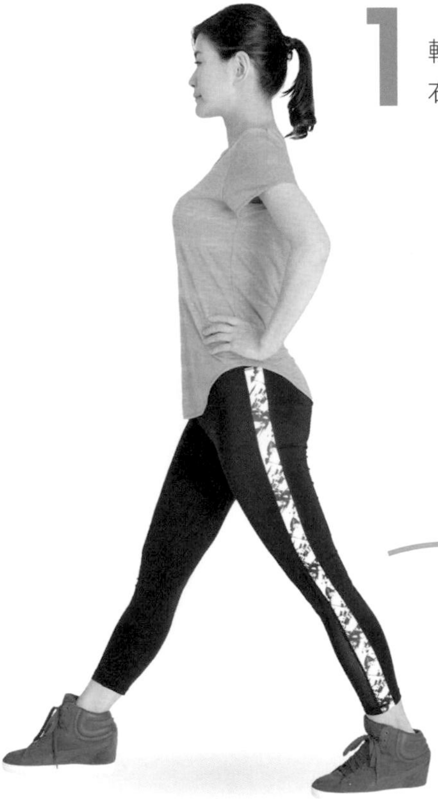

1 輕鬆站立，左腳在後，右腳往前跨一大步。

2 左腿伸直，腳跟平放在地面上，右膝蓋微彎，不超過腳尖。身體重心往前，伸展小腿後側到足跟的位置，停留約十五～二十秒後換邊，來回做八～十次。

Memo

彎曲的膝蓋不超過腳尖，才能保護膝蓋不受傷；後腳不可踮起，才可以伸展到小腿。

日常保健操

起跑式伸展

• 難易度：★★　　• 有感部位：小腿後側、大腿後側、腰部

1 站立時，左腳的腳尖對齊右腳的腳跟，雙腿膝關節彎曲並前後重疊，將雙手輕放在地面上。

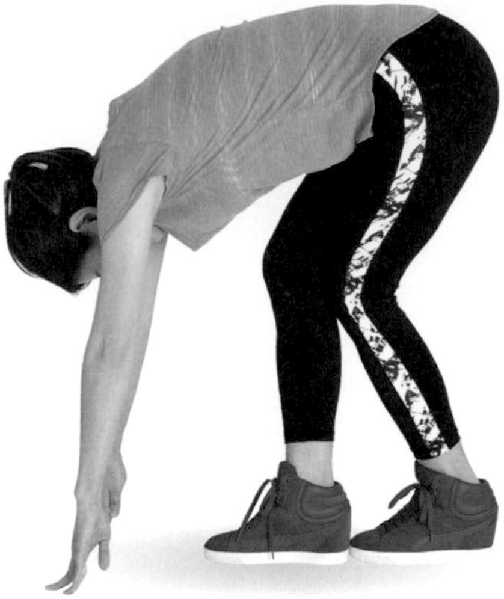

Memo

左右腳在做腳尖對腳跟、前後重疊動作時，要注意身體重心的平衡，以免摔倒。

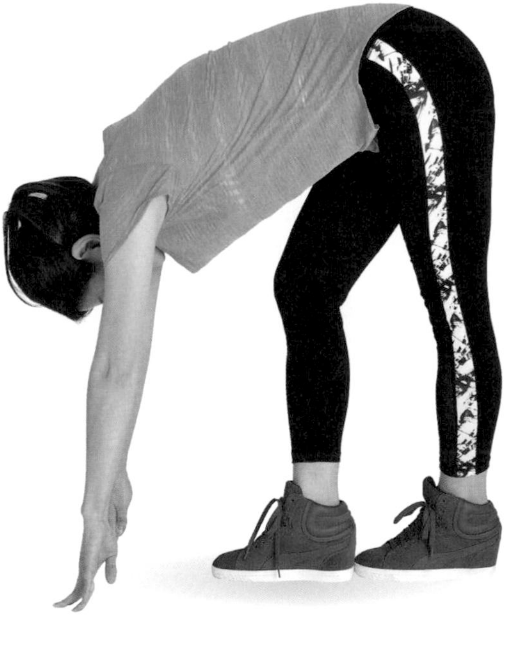

2 身體重心垂直往上延伸，後腿慢慢伸直，停留約十五～二十秒後換邊，來回做八～十次。

鍛鍊操 3

日常保健操

扣趾轉動下半身

● 難易度：★　● 有感部位：背部、腰部、小腿後側、大腿後側

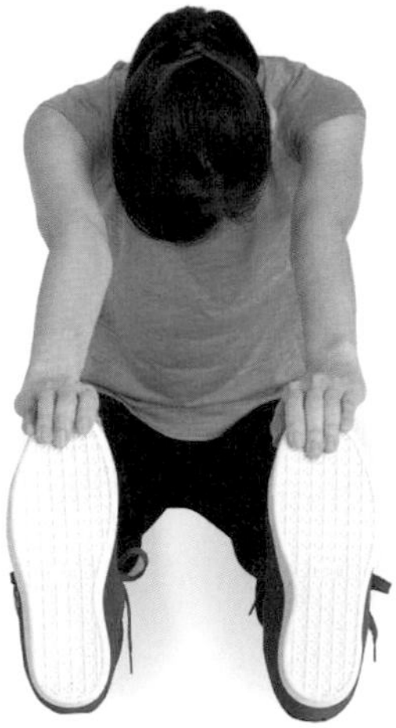

1 坐在地上，膝蓋伸直，雙手扣住兩邊腳趾頭，停留約十秒。

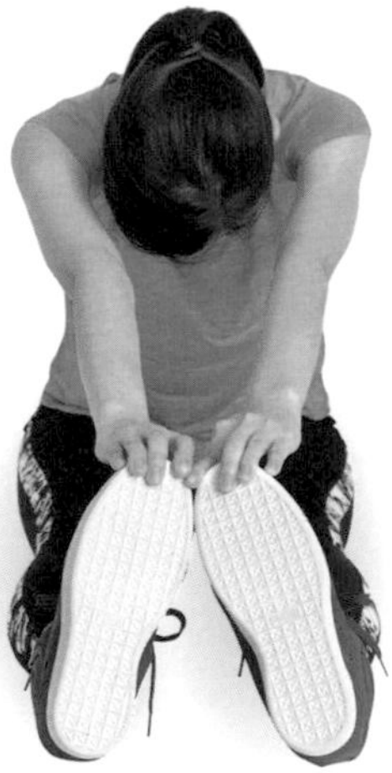

2 兩側腳趾頭同時往內約三十度，停留十秒。

Memo

手伸直抓不到腳趾頭時，可將膝蓋適度的彎曲。

3 回到中間停留十秒，然後再往外停留十秒，來回共做八～十次。

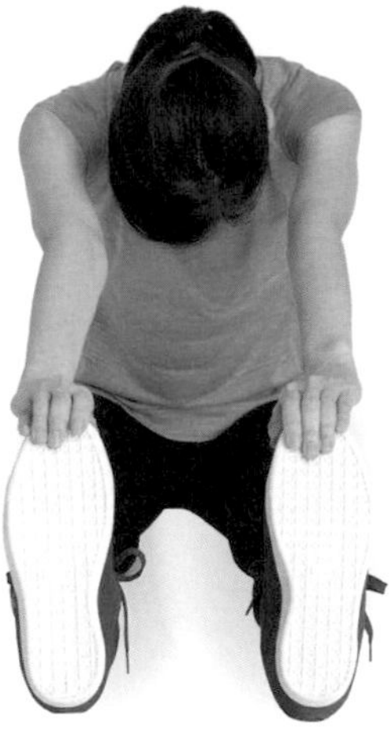

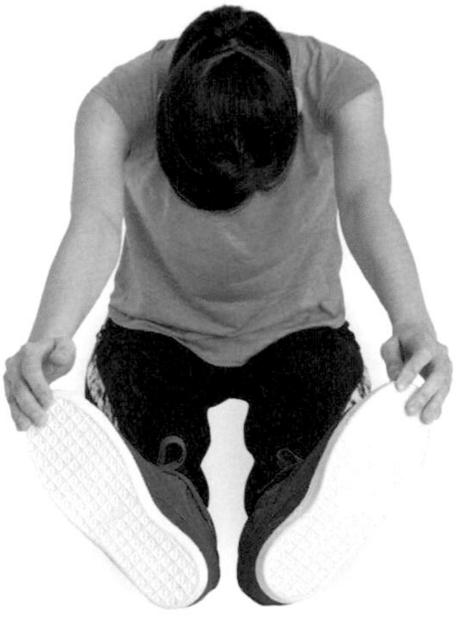

關鍵肌二

臀大肌

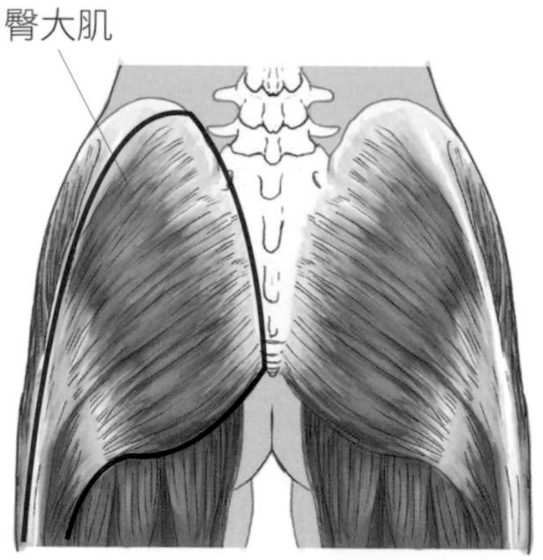

臀大肌位於骨盆髂骨處，是身體最大的肌肉。作用主要是在站立、走路及跑步時，穩定身體的位置及步伐。另外，當我們在改變姿勢的時候，例如：從坐下到起立、蹲下、跳躍等活動時，也會需要臀大肌的收縮來完成這些動作。

臀大肌 ➜ 緊繃無力問題檢索

臀大肌緊繃無力時可能造成的問題

步態體態改變 ➜

- 走路很拖
- 挺著肚子走路
- 骨盆後傾
- 骨盆旋轉

疼痛發炎症狀 ➜

- 腰部疼痛
- 腰椎椎間盤突出
- 腰椎退化
- 下交叉症候群
- 臀部疼痛
- 薦髂關節症候群

常見代償表現

- 駝背
- 上背疼痛
- 膝關節疼痛
- 髕骨外翻
- 髕骨軟化症
- 膝關節退化

鍛鍊操 1

日常保健操

側躺開合

• 難易度：★　　• 有感部位：臀部、側腰

1 側躺在地上，左側手肘彎曲九十度撐住身體，右手自然垂放在左手旁，雙邊膝蓋彎曲約九十度。

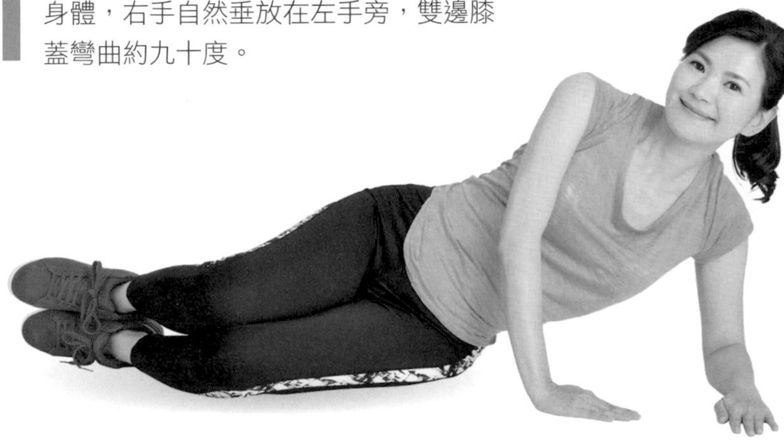

2 左腿位置不動，右腿往上抬起，直到膝蓋朝向天花板的方向，停留約兩秒，再將雙膝合併。單邊做十次後換邊，來回做三輪。

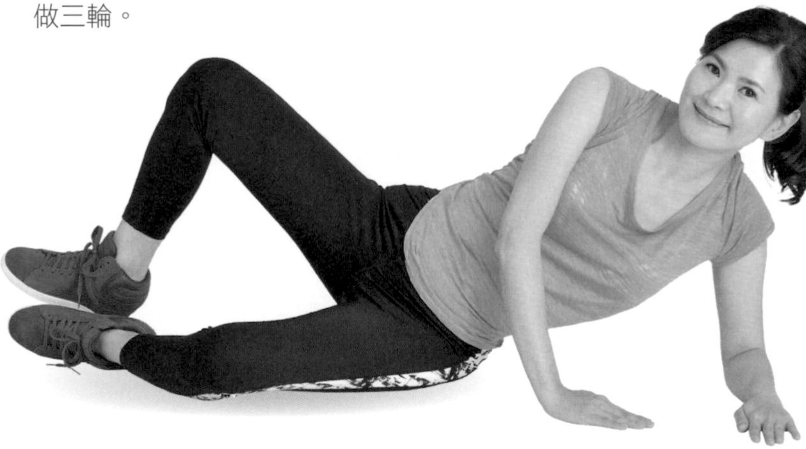

鍛鍊操2

日常保健操

跪姿後踢

• 難易度：★★　　• 有感部位：腹部、臀部、大腿

1 雙腿跪在地上，膝蓋與肩同寬，用手肘撐住身體。

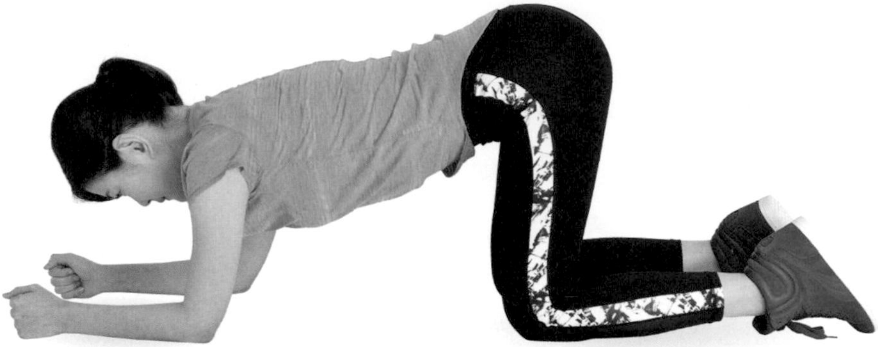

2 左膝往後延伸拉直，盡量抬高。右膝維持不動，停留約五秒，單邊做十次後換邊，來回做三輪。

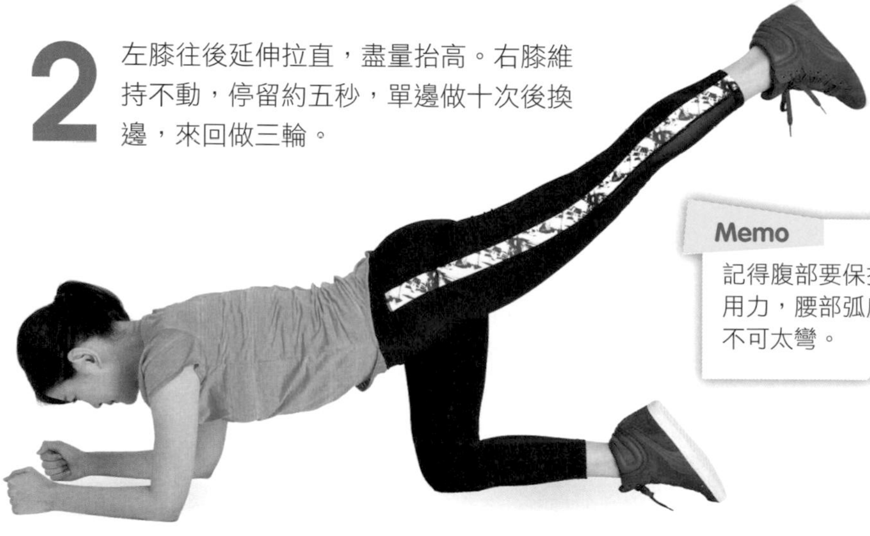

Memo

記得腹部要保持用力，腰部弧度不可太彎。

鍛鍊操 3

日常保健操

變化橋式

• 難易度：★★★　　• 有感部位：腹部、臀部、腰部

1 仰躺在地上，雙膝彎曲，腳跟碰地，腳尖離地往天花板的方向翹起，雙手輕碰腳跟。

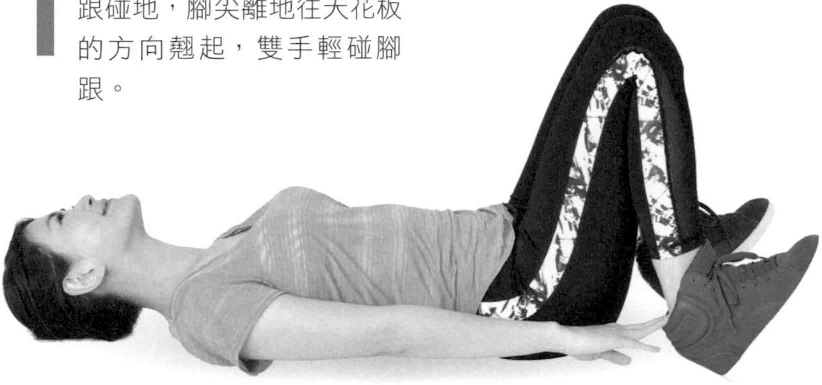

2 想像尾椎的角度向上捲起，腹部內收，臀部夾緊，整個骨盆應有往內收縮的感覺，手的位置維持不動，停留約三十秒後放鬆，來回做八～十次。

Memo

要將意識集中在臀部和腹部，頸部可以放一個枕頭避免脖子的壓迫，雙手輕放兩側，不要出力。

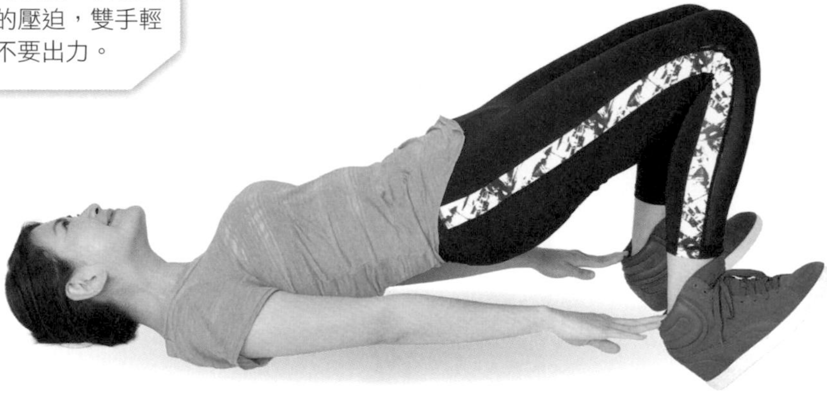

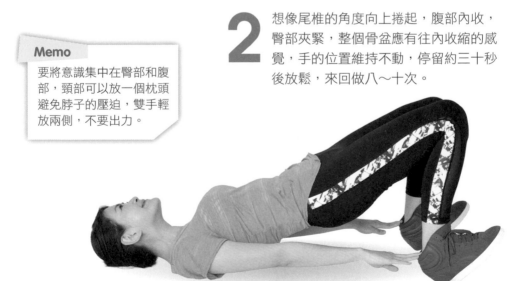

關鍵肌三

臀中肌與臀小肌

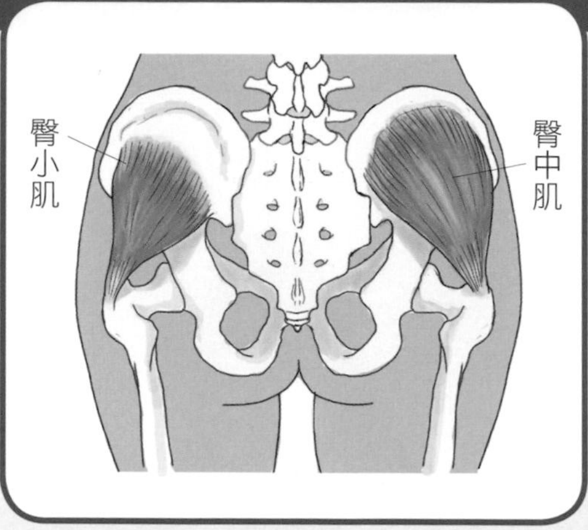

臀中肌和臀小肌位於臀部更深層處，是穩定骨盆很重要的兩組肌肉。這兩組肌肉都附著在股骨上，最主要的作用與髖關節的活動有關，當它們的肌力不足時，會直接影響到髖關節的負重，並且往下造成膝關節甚至踝關節的代償，提早各個關節的退化。

臀中肌與臀小肌 ➜ 緊繃無力問題檢索

臀中肌與臀小肌緊繃無力時可能造成的問題

步態體態改變
- 走路時晃來晃去
- 走路內八
- 走路變慢
- 骨盆後傾

➜

疼痛發炎症狀
- 臀部疼痛
- 腰部疼痛
- 腰椎退化
- 大腿外側疼痛
- 下交叉症候群
- 髖關節退化

➜

常見代償表現
- 膝蓋疼痛
- 膝關節退化
- 踝關節經常性扭傷
- 腳底長繭
- 小腿腫脹

鍛鍊操1

日常保健操

麻花伸展

• 難易度：★★　　• 有感部位：側腰、側身、臀部

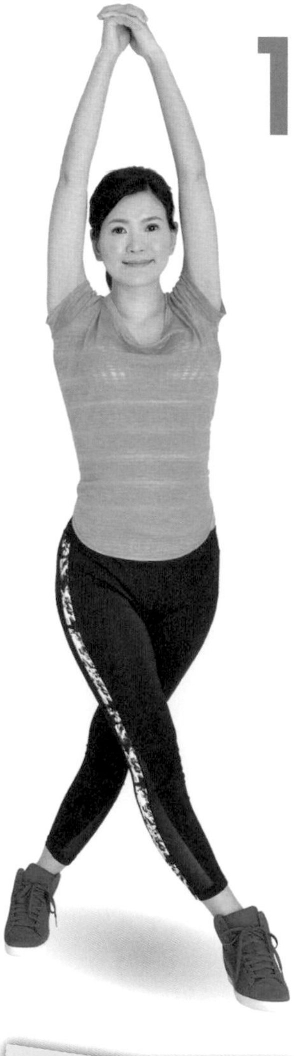

1 站立時雙腿交叉，右腿在前左腿在後，雙手十指交扣往上抬。

2 雙膝同時微彎，上半身從腰部開始往右上方延展，停留約三十秒後換邊，來回做八～十次。

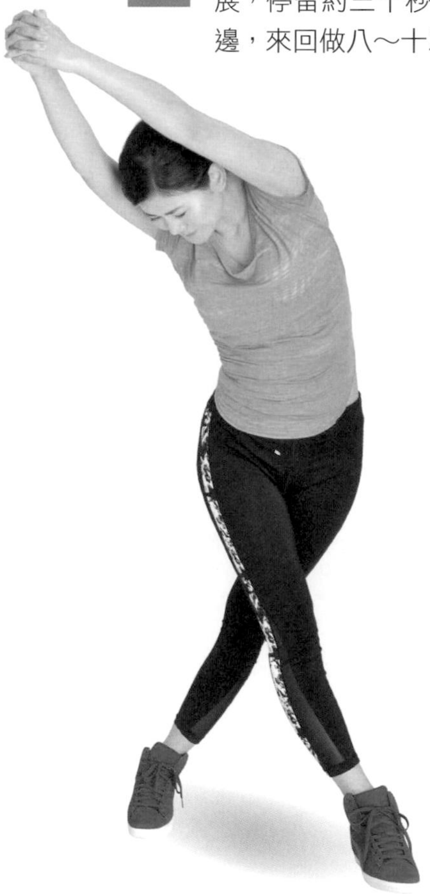

Memo

頭的位置要記得回正，盡量避免往前傾斜。

鍛鍊操 2

日常保健操

盤坐前彎

• 難易度：★★★　　• 有感部位：臀部、大腿外側

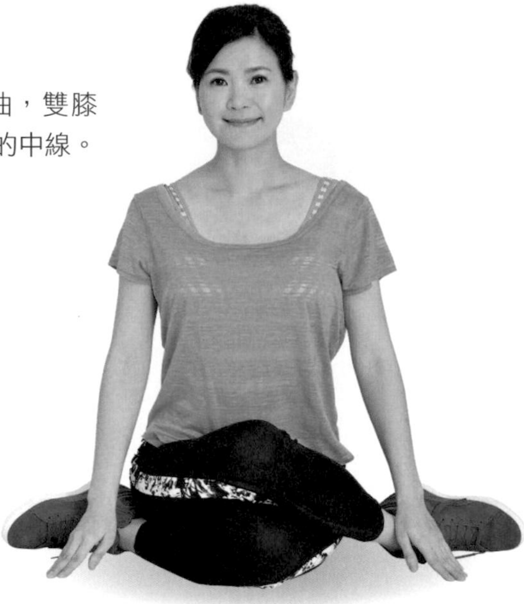

1 坐在地上，雙腿彎曲，雙膝上下重疊，對齊身體的中線。

Memo

起初訓練時雙膝若無法對齊沒有關係，盡量維持中線平衡即可。

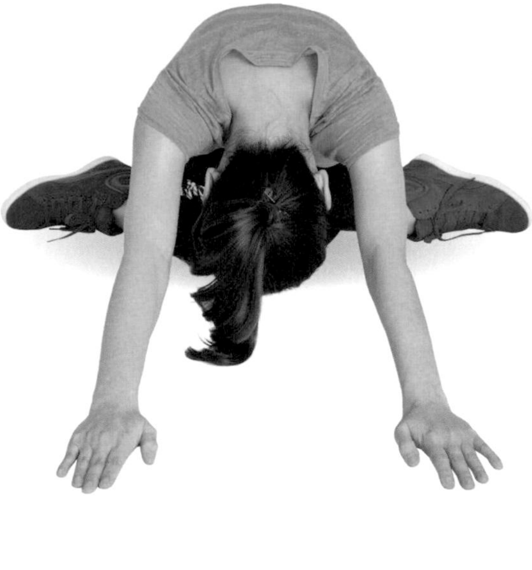

2 將身體重心往前傾斜，上半身往前延伸，雙手輕放地面，停留約三十秒後，慢慢將重心拉回坐正。接著雙腿換邊，來回做八～十次。

日常保健操

4字型強化

● 難易度：★★★　　● 有感部位：腰部、腹部、臀部

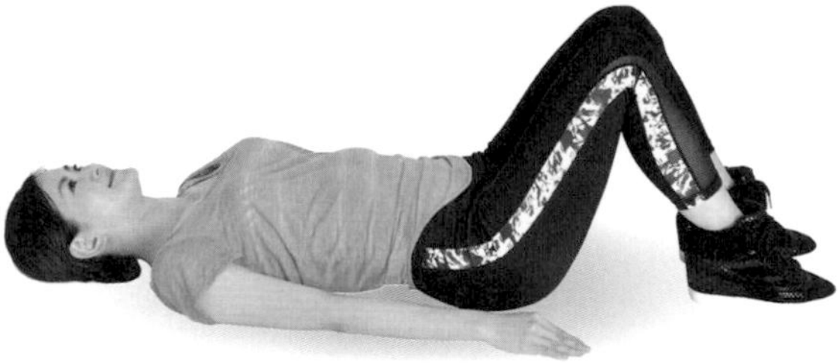

1

輕鬆仰躺在地上，雙膝彎曲，左腳底平放在地面上，右小腿橫跨在左膝上方大腿處。

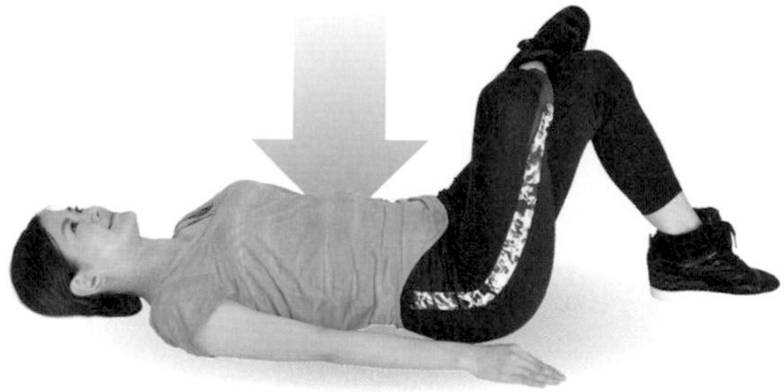

2

慢慢收縮臀部、腰部和腹部周圍的肌群，將身體從腹部往上提起，停留約三十秒後換邊，來回做八～十次。

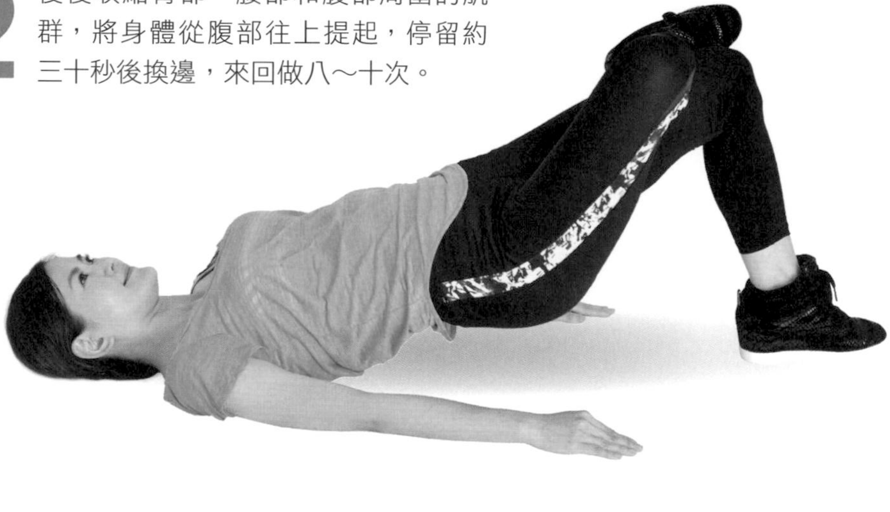

關鍵肌四

梨狀肌

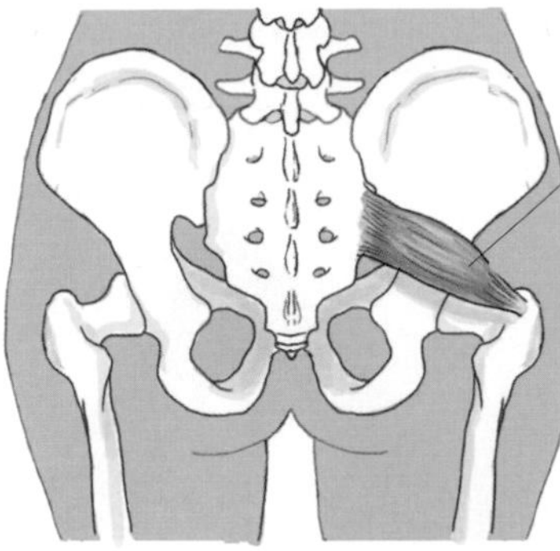

梨狀肌是位於薦椎旁的一組深層肌肉，連結至股骨，也負責髖關節的活動。走路、上下樓梯、跳躍、站立等，都需要梨狀肌的收縮來完成。習慣翹腳、經常久坐、常穿高跟鞋等習慣，都會讓梨狀肌產生不當的壓迫而造成疼痛。

梨狀肌 → 緊繃無力問題檢索

梨狀肌緊繃無力時可能造成的問題

步態體態改變	疼痛發炎症狀	常見代償表現
• 走路時腿抬很高	• 坐骨神經痛	• 小腿粗壯
• 走路外八	• 薦髂關節疼痛	• 小腿經常性腫脹
• 走路很拖	• 大腿外側疼痛	• 腳底長繭
• 走路時晃來晃去	• 大腿後側疼痛	• 腰椎疼痛
• 骨盆前傾	• 臀部疼痛、痠麻	• 駝背

鍛鍊操 1

日常保健操

梨狀肌伸展

• 難易度：★★　• 有感部位：臀部、大腿根部、大腿外側

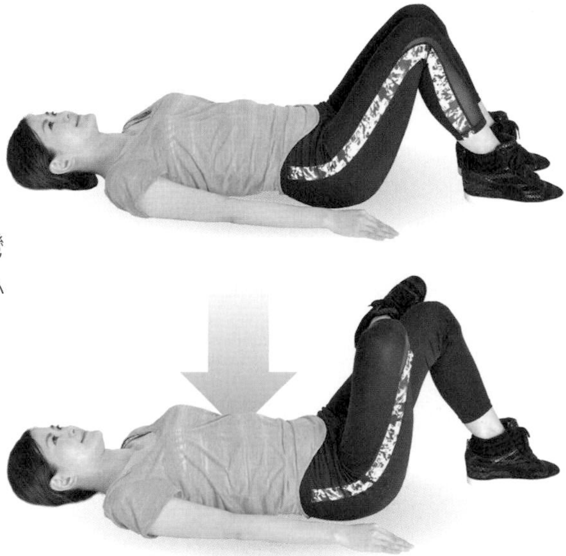

1

輕鬆仰躺在地上，雙膝彎曲，左腳底平放地面，右小腿橫跨在左膝上方大腿處。

2

雙手環抱左側大腿後側，盡量往身體的方向靠近，停留約三十秒後換邊，來回做八～十次。

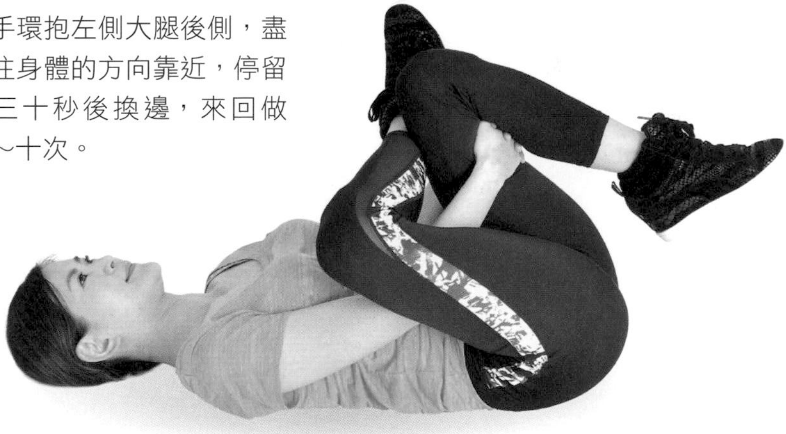

鍛鍊操 2

日常保健操

梨狀肌伸展：變化式

• 難易度：★★　　• 有感部位：臀部、大腿根部

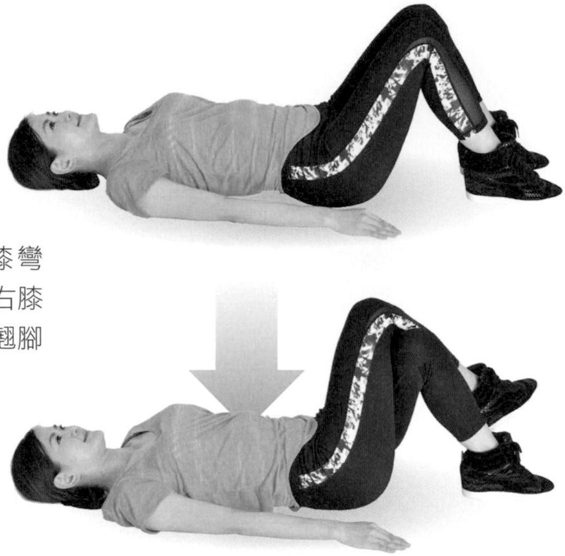

1 輕鬆仰躺在地上，雙膝彎曲，左腳底平放地面，右膝疊跨在左膝上方，像是翹腳般的姿勢。

2 雙手環抱雙腿膝蓋下方，盡量往身體的方向靠近，停留約三十秒後換邊，來回做八～十次。

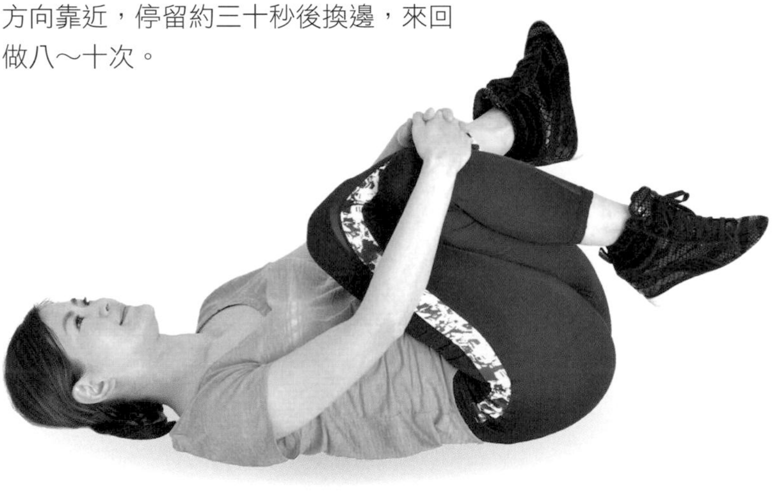

日常保健操

梨狀肌伸展：趴姿

• 難易度：★★★　　• 有感部位：臀部、鼠蹊部、腰部、大腿

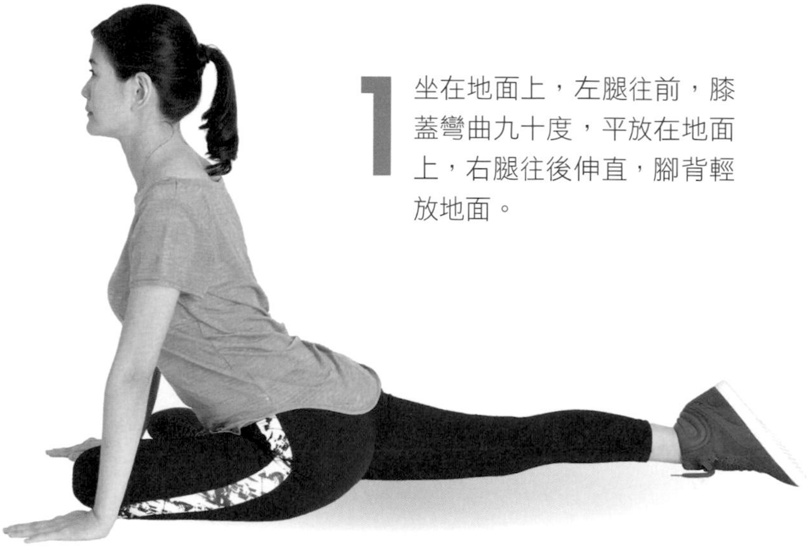

1 坐在地面上，左腿往前，膝蓋彎曲九十度，平放在地面上，右腿往後伸直，腳背輕放地面。

2 上半身往前輕鬆趴下，左邊臀部及右邊鼠蹊應有被拉開延伸的感覺，停留約三十秒後換邊，來回做八～十次。

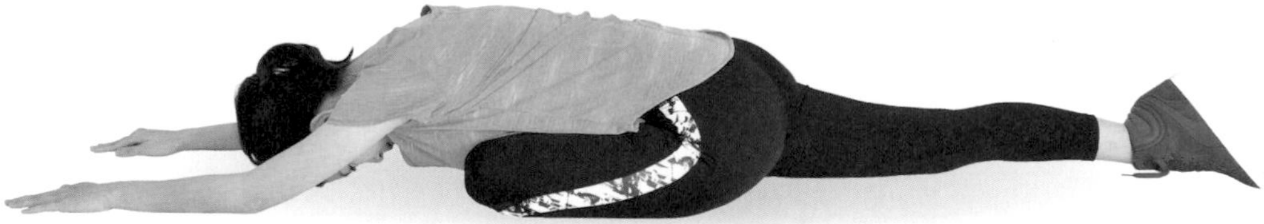

關鍵肌五

股四頭肌

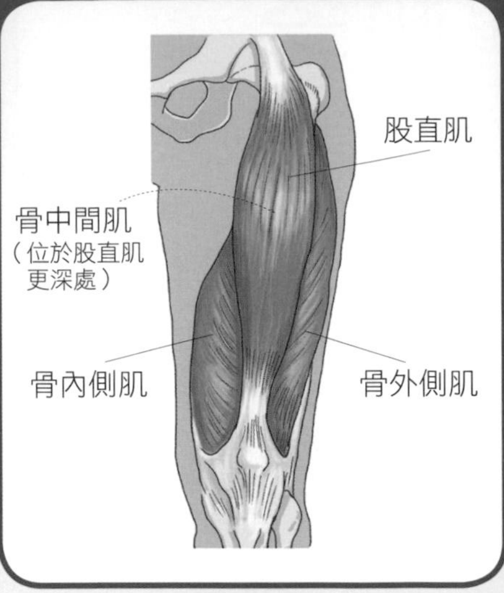

股四頭肌由四組肌肉組成在一起，分別是「股直肌」、「股中間肌」、「股外側肌」、「股內側肌」，加總起來有四條肌肉匯集。主要功能是維繫膝關節的彎曲與伸直，在站立、跑步、騎腳踏車、上下樓梯時，都扮演著非常重要的角色。

股四頭肌 ➡ 緊繃無力問題檢索

股四頭肌緊繃無力時可能造成的問題

步態體態改變

- 走路很拖
- 走路晃來晃去
- 走路很慢

疼痛發炎症狀

- 膝關節退化
- 髕骨肌腱炎
- 髕骨外翻
- 髕骨軟化症
- 髕骨股骨疼痛症候群
- 下交叉症候群

常見代償表現

- 小腿粗壯
- 小腿腫脹
- 經常性踝關節扭傷
- 小腹凸出
- 腰椎退化
- 髖關節疼痛

鍛鍊操 1

日常保健操

坐式單腳伸直

• 難易度：★　　• 有感部位：腹部、大腿前側

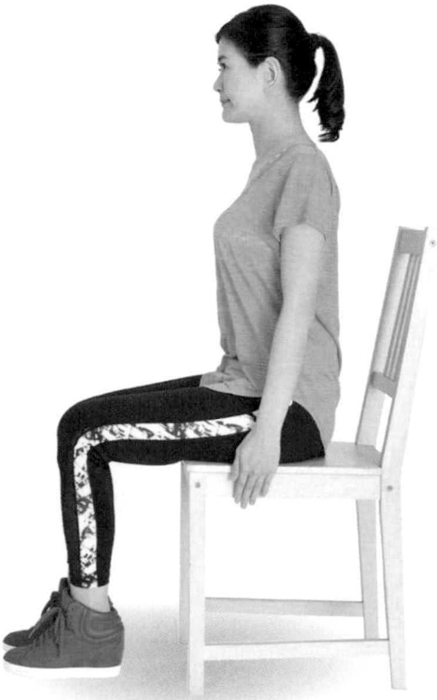

1 輕鬆坐在椅子上挺直上半身，雙腳輕放地面。

2 將左腿抬起往上，讓大腿與地面平行，停留約五秒，單邊做十次後換邊，來回做三輪。

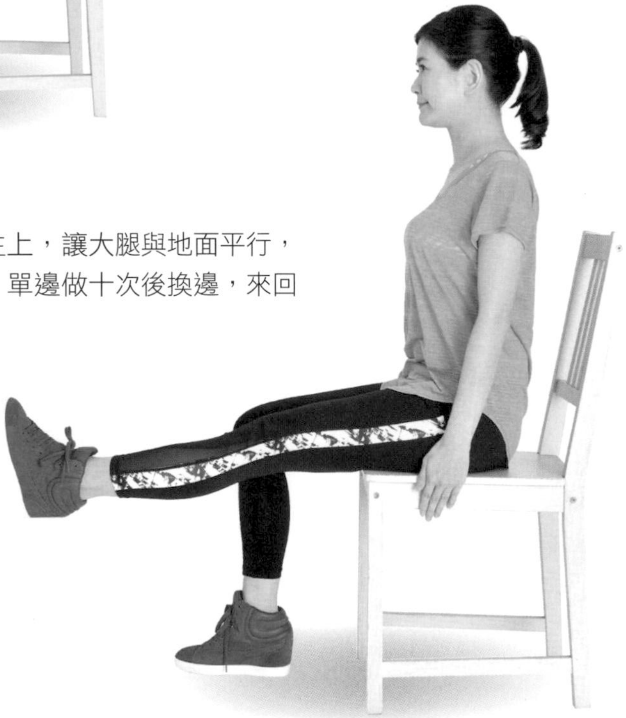

日常保健操

仰躺單邊抬腿

• 難易度：★　　• 有感部位：腹部、大腿前側

1 平躺在瑜伽墊上， 左膝彎曲九十度輕放地面，右腿伸直。

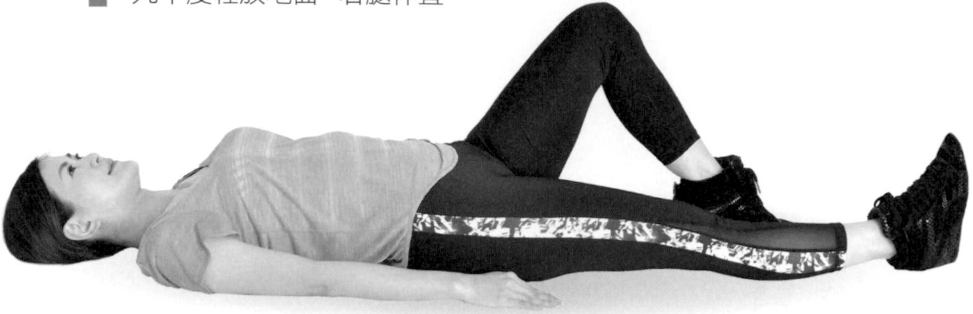

2 將右腿伸直抬離地面，腳跟離地面約三十公分，腳尖盡量往身體方向回勾，停留約五秒，單邊做十次後換邊，來回做三輪。

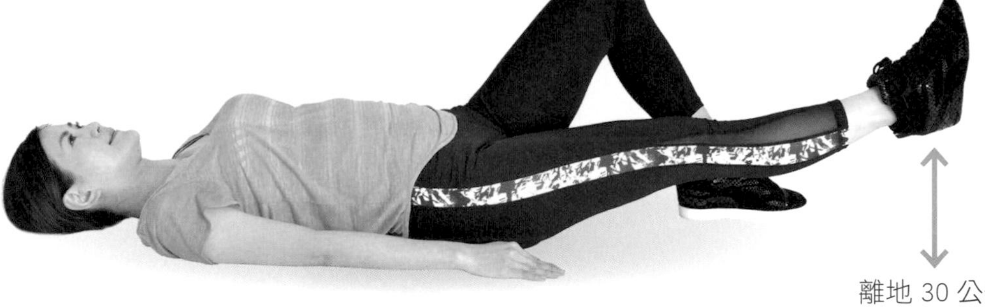

鍛鍊操3

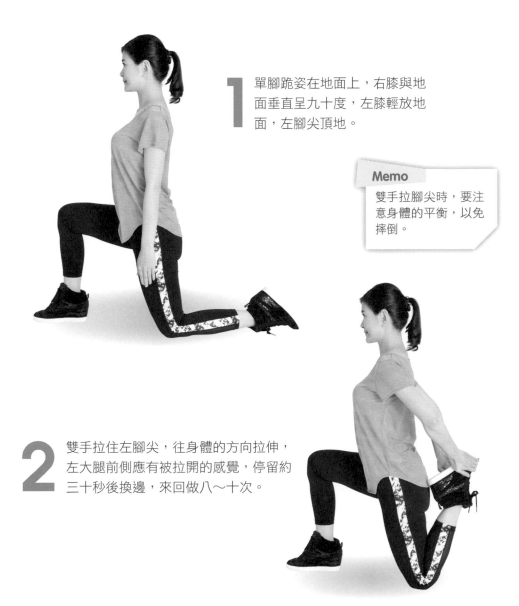

日常保健操

股四頭肌伸展

• 難易度：★★★　　• 有感部位：大腿前側、鼠蹊處

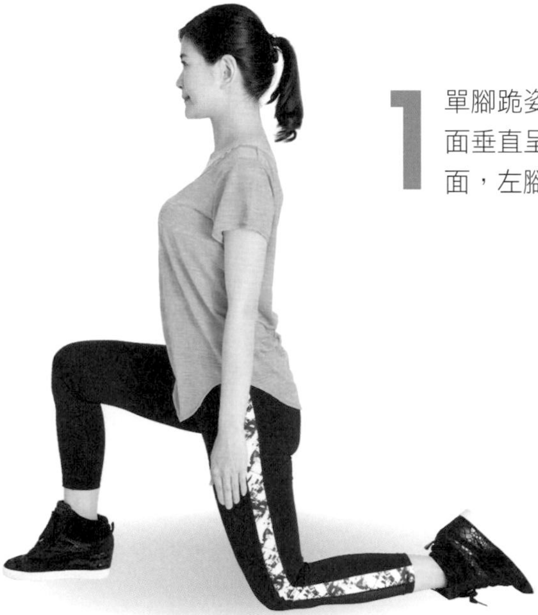

1 單腳跪姿在地面上，右膝與地面垂直呈九十度，左膝輕放地面，左腳尖頂地。

Memo

雙手拉腳尖時，要注意身體的平衡，以免摔倒。

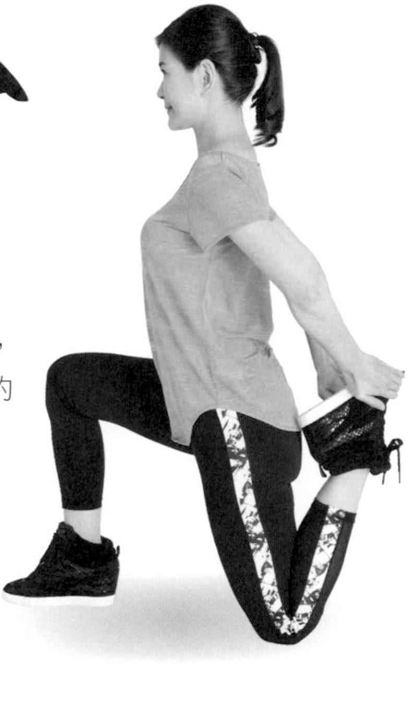

2 雙手拉住左腳尖，往身體的方向拉伸，左大腿前側應有被拉開的感覺，停留約三十秒後換邊，來回做八～十次。

關鍵肌六

腰方肌

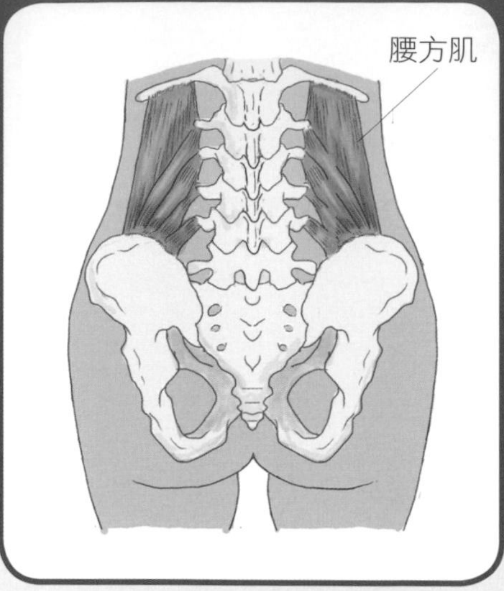

腰方肌是核心肌群當中的一組肌肉，位於身體很深層的位置，同時也是我們在彎腰、左右扭轉、挺直等活動時很重要的肌肉。當身體的姿勢不良，經常久坐或駝背，使得腰方肌的肌力不足時，就容易讓腰椎受傷產生疼痛，甚至影響到日常的活動。

腰方肌 ➜ 緊繃無力問題檢索

腰方肌緊繃無力時可能造成的問題

步態體態改變 ➜ **疼痛發炎症狀** ➜ **常見代償表現**

步態體態改變	疼痛發炎症狀	常見代償表現
• 骨盆前傾	• 腰部僵硬	• 鬆軟的小腹
• 翹著屁股走路	• 腰部椎間盤突出	• 駝背
• 小腹凸出	• 腰椎退化	• 髖關節旁腫脹
• 走路很重	• 臀部疼痛	• 西洋梨身材
	• 下交叉症候群	• 上背痛
		• 肩頸痠痛

鍛鍊操 1

日常保健操

坐姿兩側伸展

• 難易度：★★　　• 有感部位：腰部、腹部、大腿後側

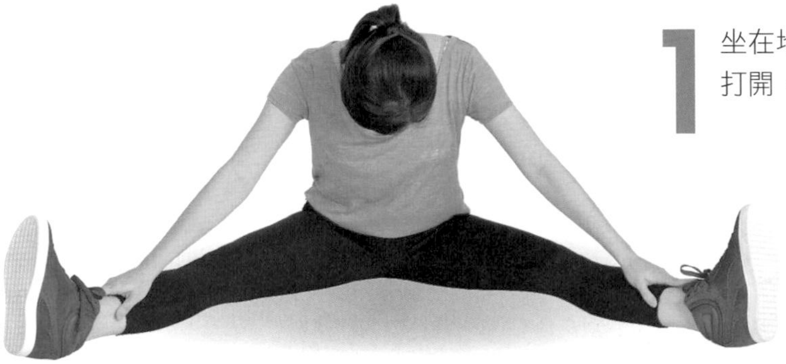

1 坐在地面上，雙腿盡量打開，膝蓋伸直。

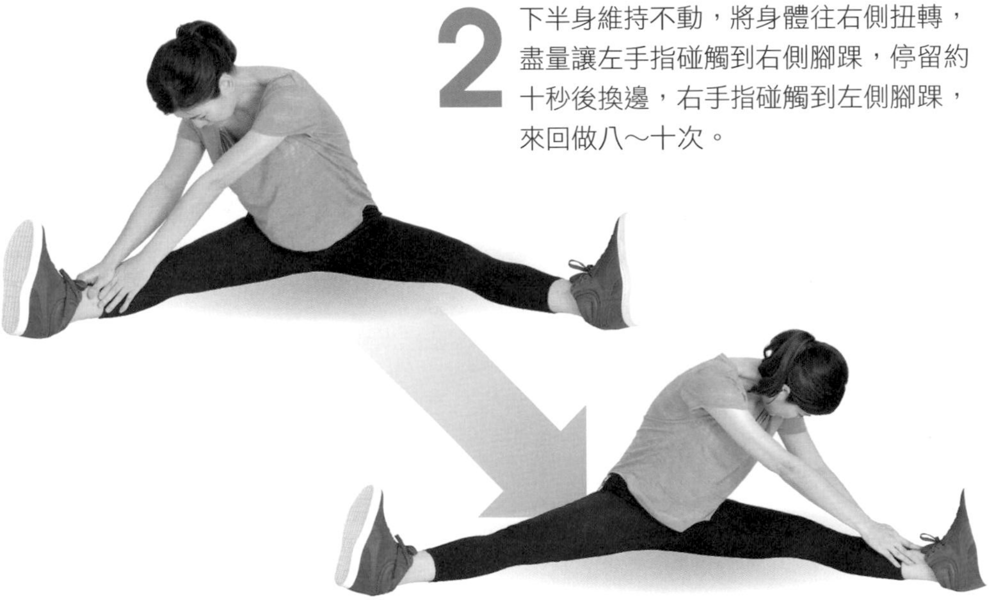

2 下半身維持不動，將身體往右側扭轉，盡量讓左手指碰觸到右側腳踝，停留約十秒後換邊，右手指碰觸到左側腳踝，來回做八～十次。

日常保健操

斜上方伸展

• 難易度：★★　　• 有感部位：側腰、側身、手臂、大腿

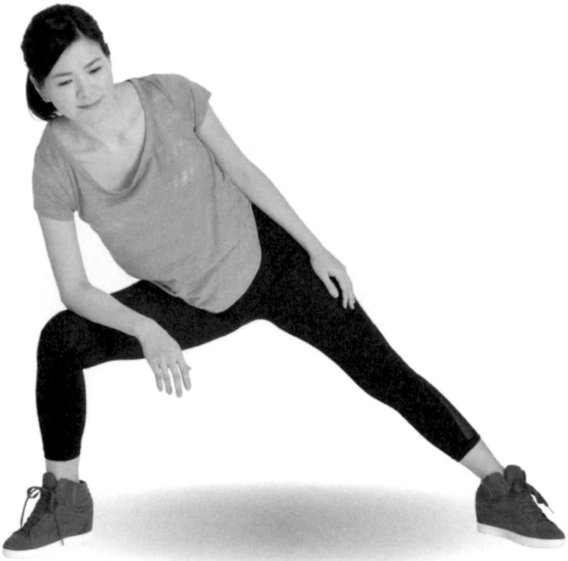

1

左右跨大步，腳尖往外約四十五度，右膝彎曲，身體輕鬆放在膝蓋上方。

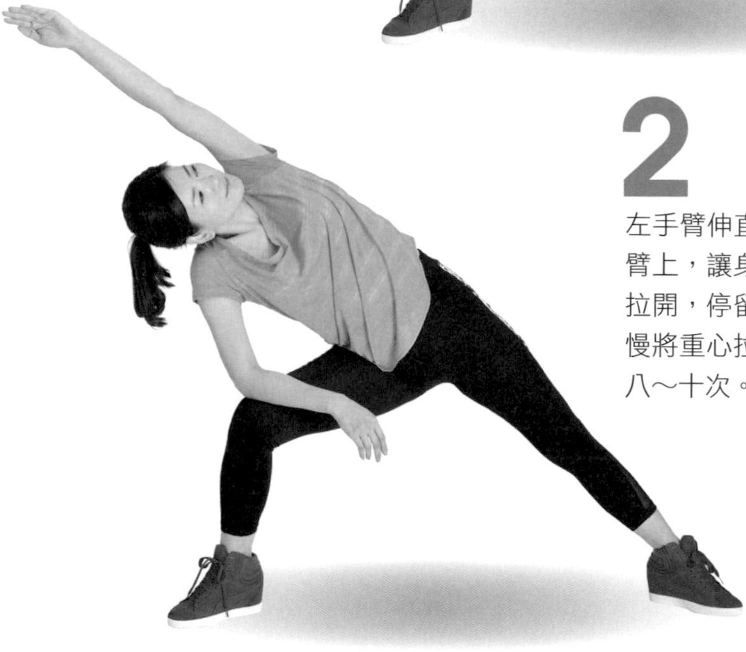

2

左手臂伸直，將視線放在手臂上，讓身體側邊完全延伸拉開，停留約三十秒後，慢慢將重心拉回放鬆，來回做八～十次。

反手挺背

• 難易度：★★★　• 有感部位：腹部、腰部、臀部、背部

1 輕鬆趴在地上，雙手十指交扣，輕放在臀部上。

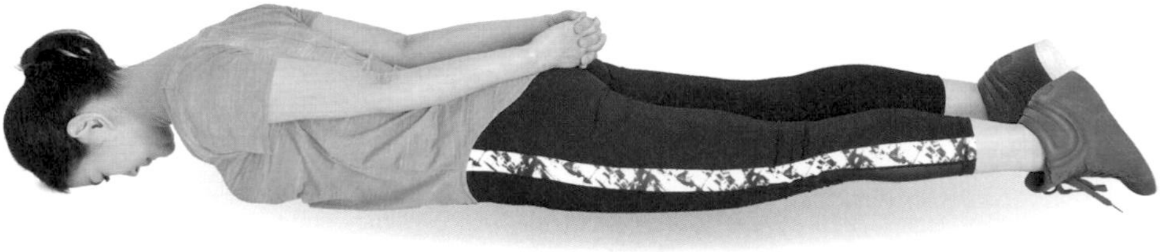

2 用腹部和腰部的力量，將上半身往上延伸，背部盡量往後挺起，停留約三十秒後，慢慢將重心拉回放鬆，來回做八～十次。

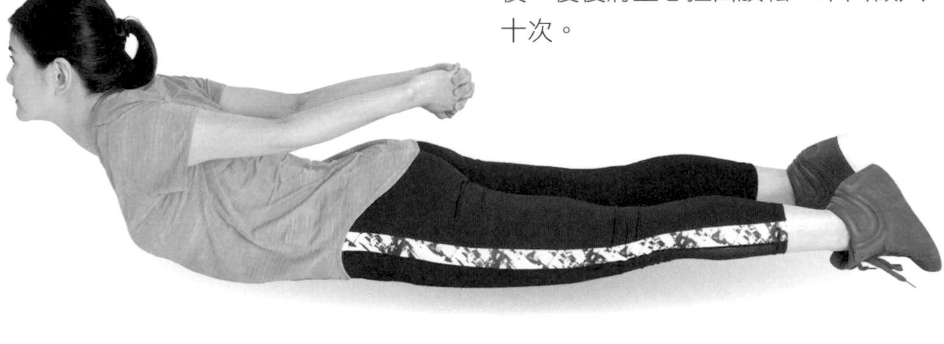

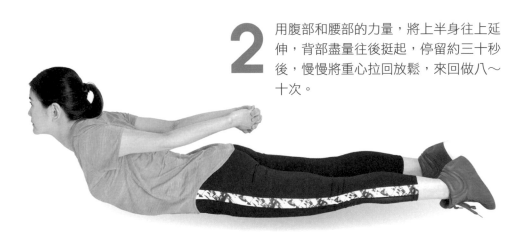

關鍵肌七

髂腰肌

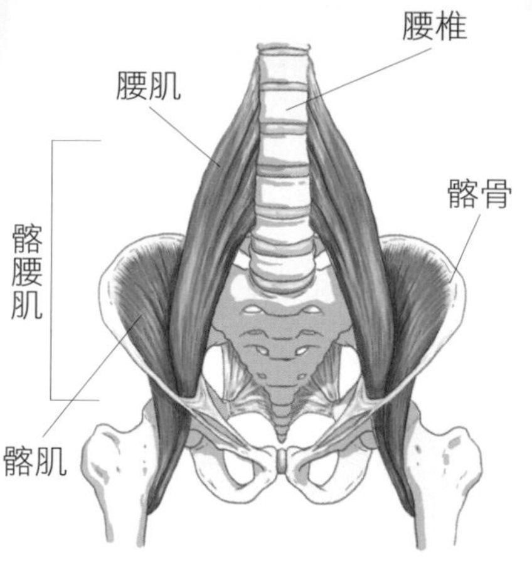

髂腰肌其實是由「髂肌」和「腰肌」這兩組肌肉結合而成。腰肌從腰椎出發，髂肌從骨盆當中的髂骨出發，往下一起結合成同一組肌肉，而後連接到大腿的股骨上。正因為髂腰肌含括的範圍很廣，從腰椎一路經過骨盆到大腿，如果肌肉的彈性太過與不足，都會直接影響到體態，也會形成長年痠痛問題。

髂腰肌 ➜ 緊繃無力問題檢索

髂腰肌緊繃無力時可能造成的問題

步態體態改變	疼痛發炎症狀	常見代償表現
• 骨盆前傾	• 下交叉症候群	• 大腿粗壯
• 翹著屁股走路	• 鼠蹊部疼痛	• 臀部下垂
• 走路很拖	• 腰椎疼痛	• 膝關節退化
• 挺著肚子走路	• 腰椎椎間盤突出	• 髕骨疼痛
• 小腹凸出	• 薦髂關節症候群	• 上背疼痛
		• 駝背

鍛鍊操 1

日常保健操

髖部開合

• 難易度：★　　• 有感部位：髖部、鼠蹊部

1 仰躺在地上，雙腿彎曲，雙腳底平放於地面。

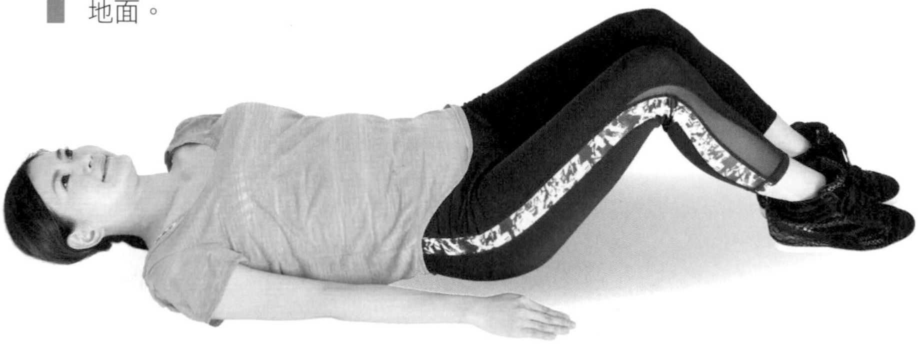

2 髖部往外打開，雙腳掌合十，停留約三十秒後放鬆，來回做八～十次。

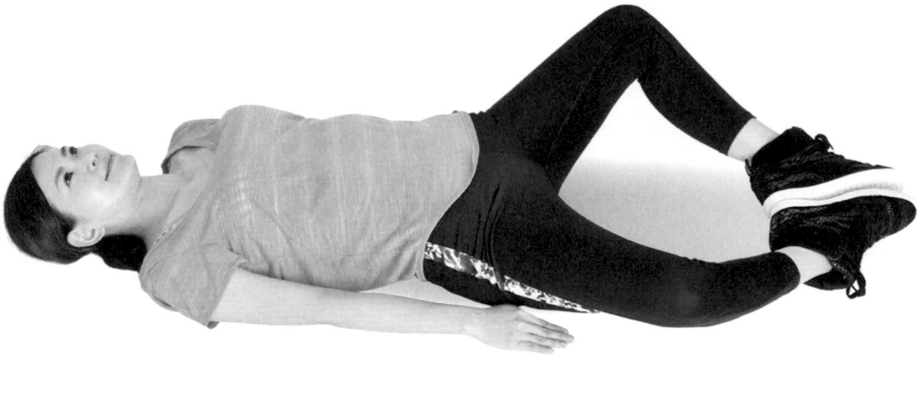

日常保健操

趴姿上挺身

• 難易度：★★　　• 有感部位：腹部、腰部、臀部、鼠蹊部

1 輕鬆趴在地上，雙手往上伸直與身體呈一直線，腳背平放於地面。

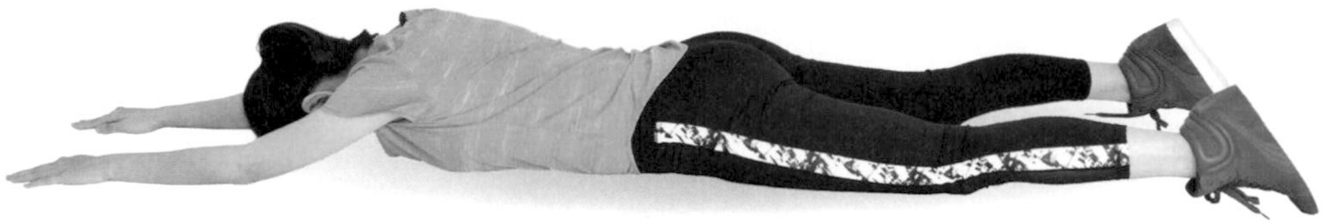

2 用腹部和腰部的力量撐起身體，讓雙手、胸口及肚臍以上離開地面，手肘及膝蓋盡量伸直，鼠蹊部要有被延展伸開的感覺，停留約三十秒後，慢慢將重心拉回放鬆，來回做八～十次。

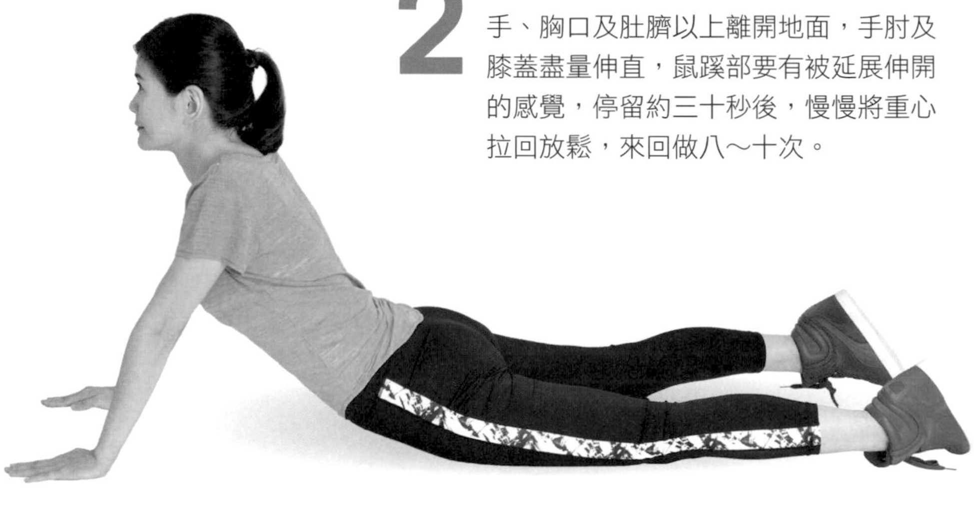

鍛鍊操 3

日常保健操

橋式加強版

• 難易度：★★★　　• 有感部位：腰部、腹部、大腿、臀部

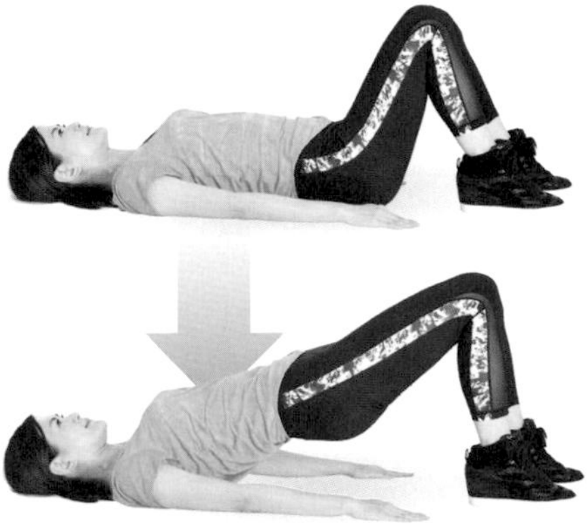

1

仰躺在地上，雙腿彎曲，雙腳底平放在地面上，將身體從腹部往上提起，讓膝蓋、腰部、背部與肩膀成一直線。

Memo

剛開始訓練時，做不到預定的次數不用勉強，循序漸進的增加次數即可。

2

右腳離地，讓右膝蓋伸直，左腳底持續平放在地面上，停留約十秒。

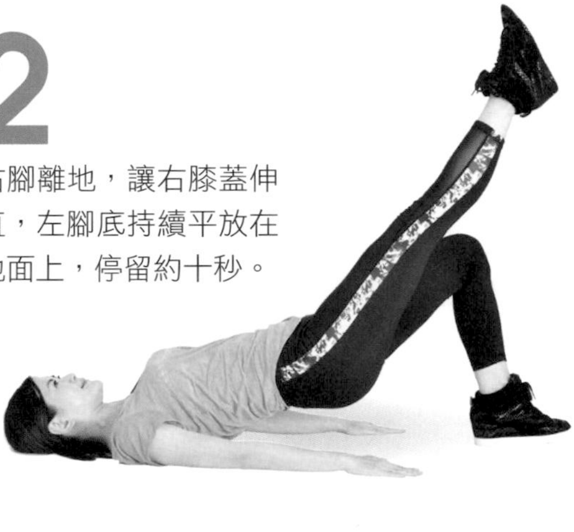

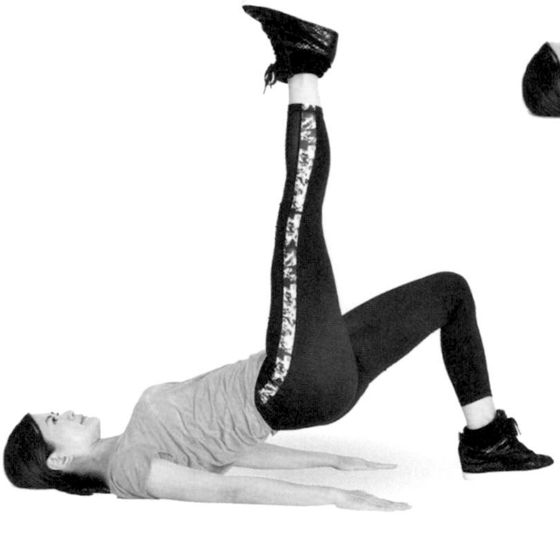

3

右腳往上抬起，盡量讓右腿與地面垂直，停留約十秒後放鬆換邊，所有步驟來回做八～十次。

關鍵肌八

背闊肌

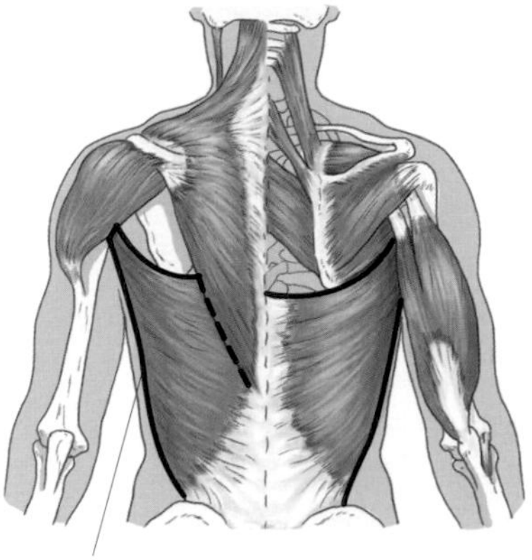

背闊肌是身體最寬的肌肉之一，起點是由胸椎第七節往下包含整個腰椎，直到骨盆以及倒數四根肋骨，全部一起往斜上方，扇形的三角狀連結到上手臂的肱骨，涵蓋的範圍很廣，包括骨盆、腰椎、胸椎、肋骨及手臂。所以，當這組肌肉缺乏適當的訓練時，除了體態及步態會受到改變之外，甚至連呼吸也會受到影響。

背闊肌 → 緊繃無力問題檢索

背闊肌緊繃無力時可能造成的問題

步態體態改變	疼痛發炎症狀	常見代償表現
• 低頭走路	• 上交叉症候群	• 小腹凸出
• 骨盆後傾	• 手臂痠麻	• 下交叉症候群
• 圓肩	• 上背疼痛	• 臀部下垂
• 駝背	• 腰部疼痛	• 臀部疼痛
• 走路外八	• 肩頸僵硬	• 胸口緊繃
	• 呼吸短淺	

鍛鍊操 1

日常保健操

抱膝伸展

• 難易度：★★　　• 有感部位：腹部、背部、手臂

1 坐在地上，雙膝彎曲，雙手十指交扣，環繞住小腿接近膝蓋的位置。

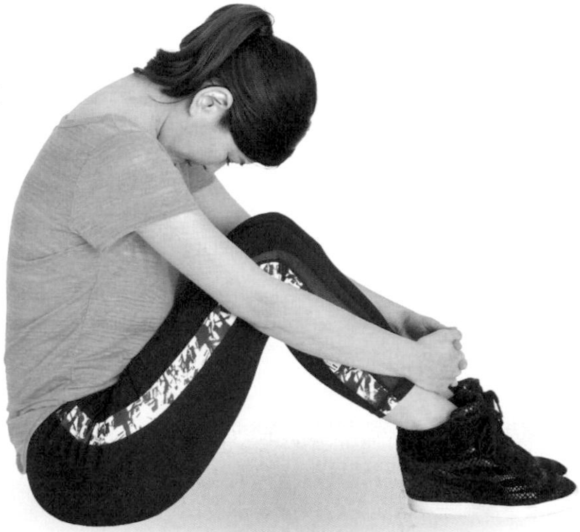

Memo

雙手抱膝十指要扣緊，避免鬆開往後仰倒。

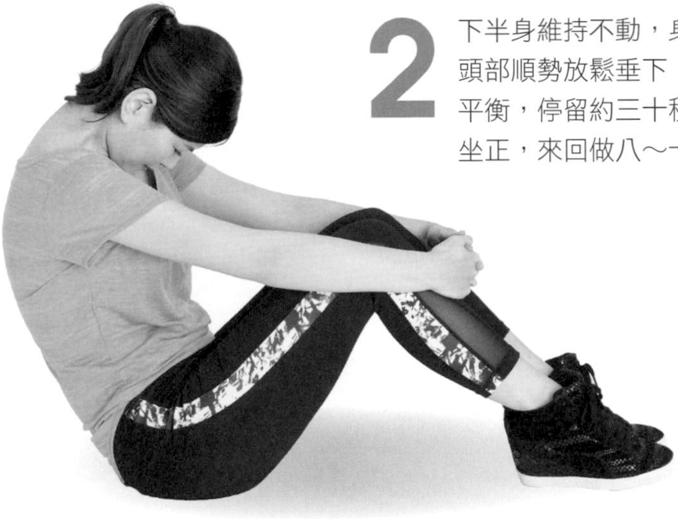

2 下半身維持不動，身體重心往後傾斜，頭部順勢放鬆垂下，用腹部的力量支撐平衡，停留約三十秒後慢慢將重心拉回坐正，來回做八～十次。

鍛鍊操 2

日常保健操

坐直伸展

- 難易度：★★
- 有感部位：上背部、手臂、側身

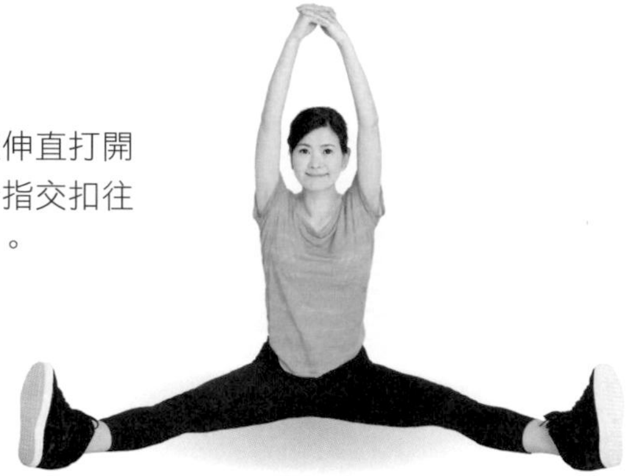

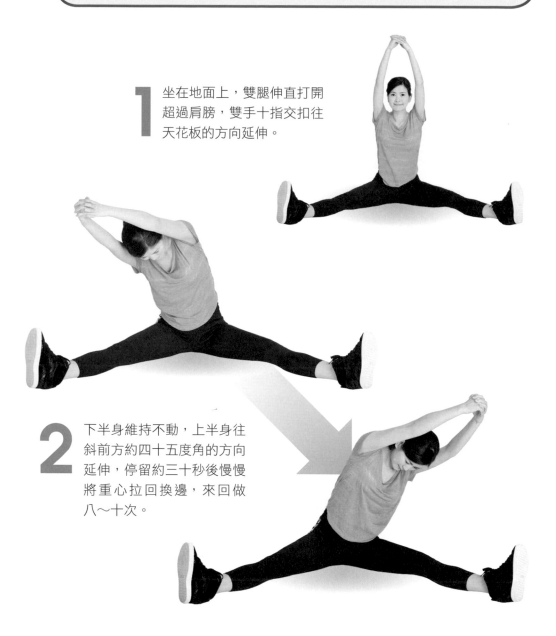

1 坐在地面上，雙腿伸直打開超過肩膀，雙手十指交扣往天花板的方向延伸。

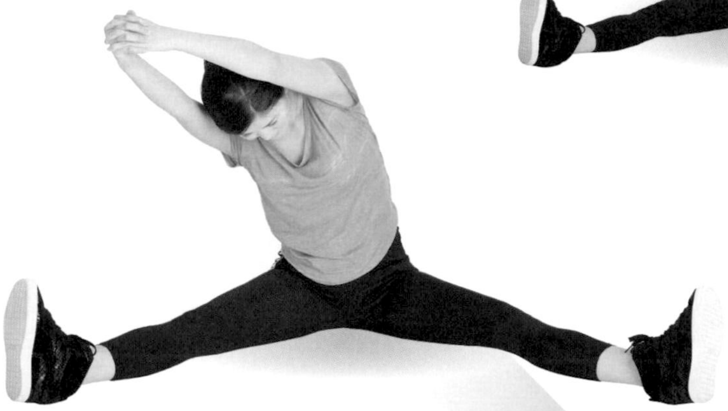

2 下半身維持不動，上半身往斜前方約四十五度角的方向延伸，停留約三十秒後慢慢將重心拉回換邊，來回做八～十次。

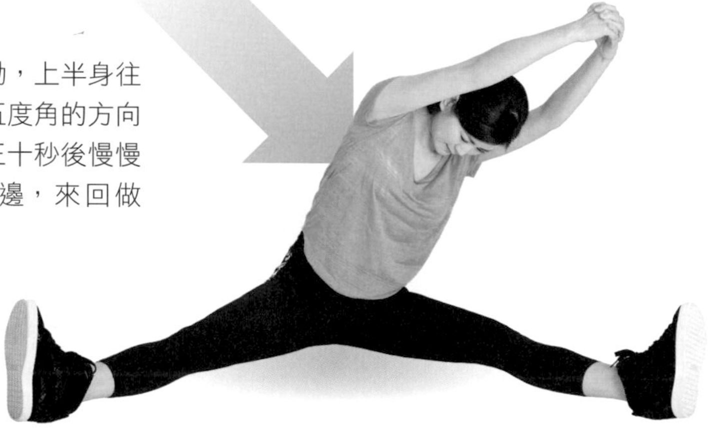

鍛鍊操 3

日常保健操

超人飛翔

• 難易度：★★ • 有感部位：腹部、背部、手臂

1 輕鬆趴在地上，雙手肘彎曲九十度，胸口以上離開地面，停留約十秒。

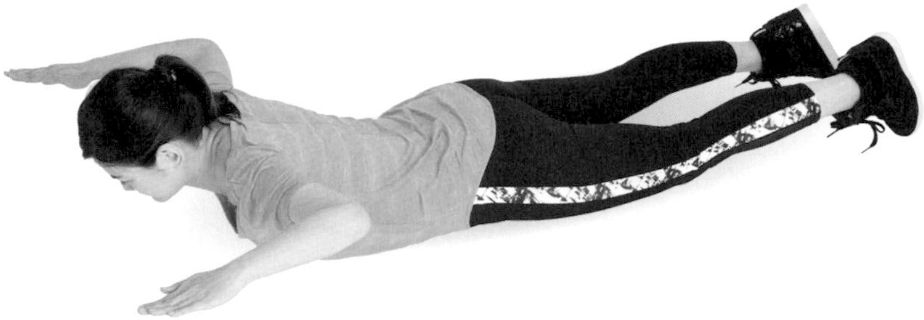

2 接著手肘伸直往四十五度角延伸，停留約十秒。

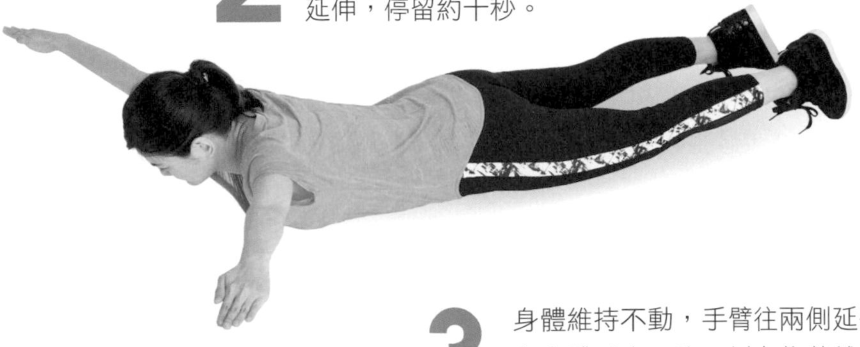

3 身體維持不動，手臂往兩側延伸，讓手臂與身體垂直，胸口以上依舊離開地面，停留約十秒，所有步驟來回做八～十次。

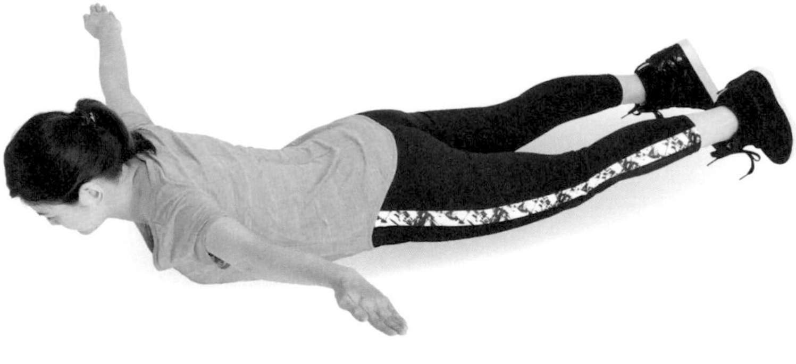

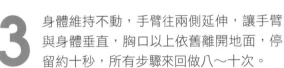

關鍵肌九

闊筋膜張肌及髂脛束

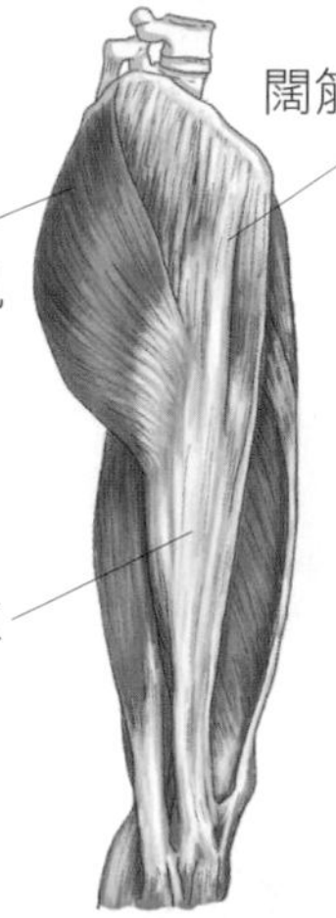

闊筋膜張肌、髂脛束和臀大肌是連在一起的三組肌肉和肌腱，彼此的關係十分緊密。當臀大肌無力時，闊筋膜張肌和髂脛束會跟著變得緊繃，而髂脛束又連結到膝蓋外側，過度的拉扯就會造成膝蓋的疼痛。此外，久坐、久站、跑步等，也都容易讓闊筋膜張肌及髂脛束失去彈性而產生疼痛，這也是為什麼現代人大腿外側經常疼痛的主要原因之一。

闊筋膜張肌及髂脛束 ➜ 緊繃無力問題檢索

闊筋膜張肌及髂脛束緊繃無力時

步態體態改變	疼痛發炎症狀	常見代償表現
• 走路內八 • 走路晃來晃去 • X 型腿 • 骨盆後傾	• 大腿外側疼痛 • 髖關節疼痛 • 臀部疼痛 • 無法久走 • 膝蓋外側疼痛 • 髕骨外翻 • 髕骨股骨疼痛症候群 • 薦髂關節症候群	• 大腿粗壯 • 腰椎壓迫 • 腰椎疼痛 • 鼠蹊部疼痛 • 脛前肌痛

鍛鍊操1

日常保健操

屈膝側轉體

• 難易度：★ • 有感部位：側腰、側腹、臀部

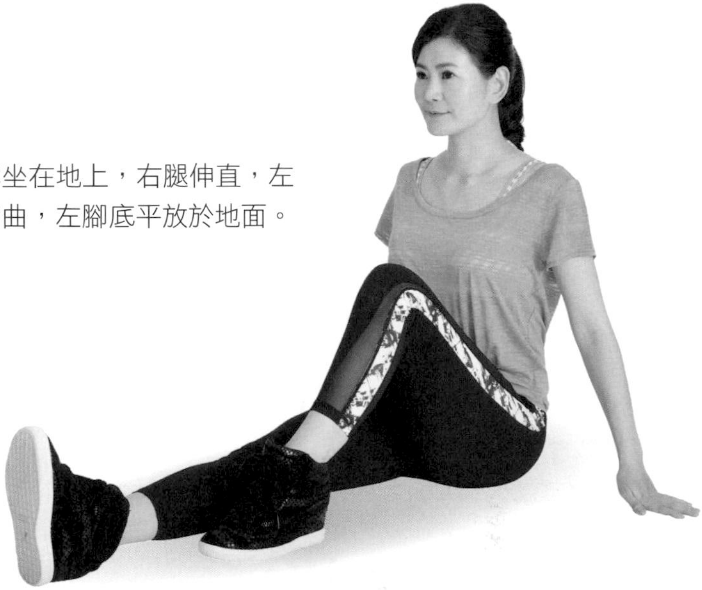

1 輕鬆坐在地上，右腿伸直，左腿彎曲，左腳底平放於地面。

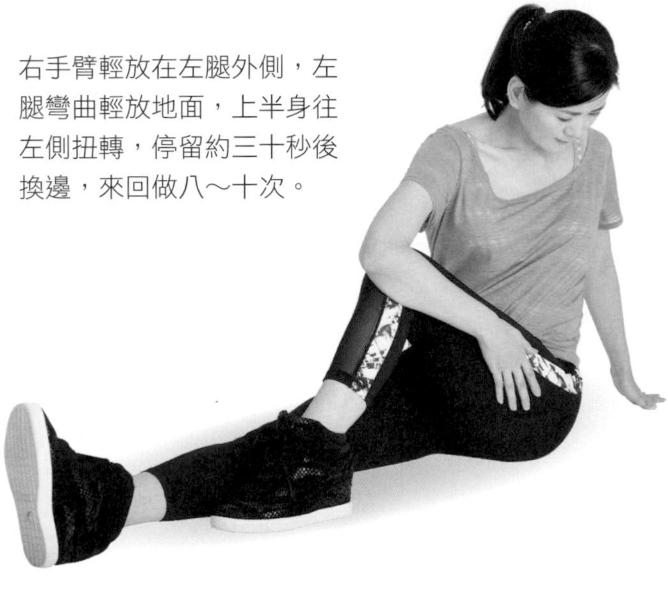

2 右手臂輕放在左腿外側，左腿彎曲輕放地面，上半身往左側扭轉，停留約三十秒後換邊，來回做八～十次。

鍛鍊操 2

日常保健操

仰躺屈膝轉動

• 難易度：★　　• 有感部位：側腹、臀部

1

仰躺在地上，雙腿彎曲，
雙腳底平放在地面。

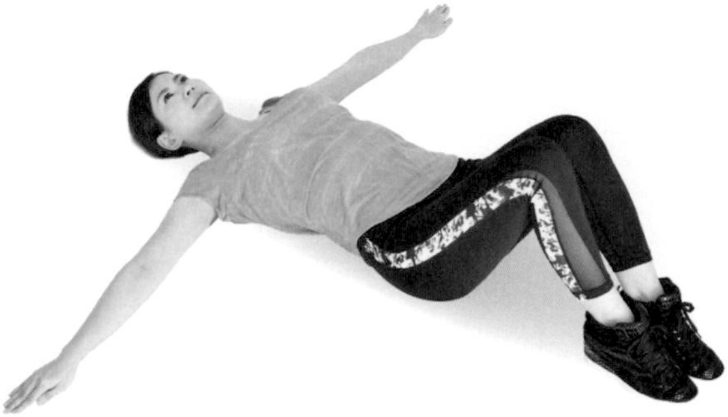

2

雙腿併攏，下半身往右側傾倒，上半身往左側扭轉，停留約三十秒換邊，來回做八～十次。

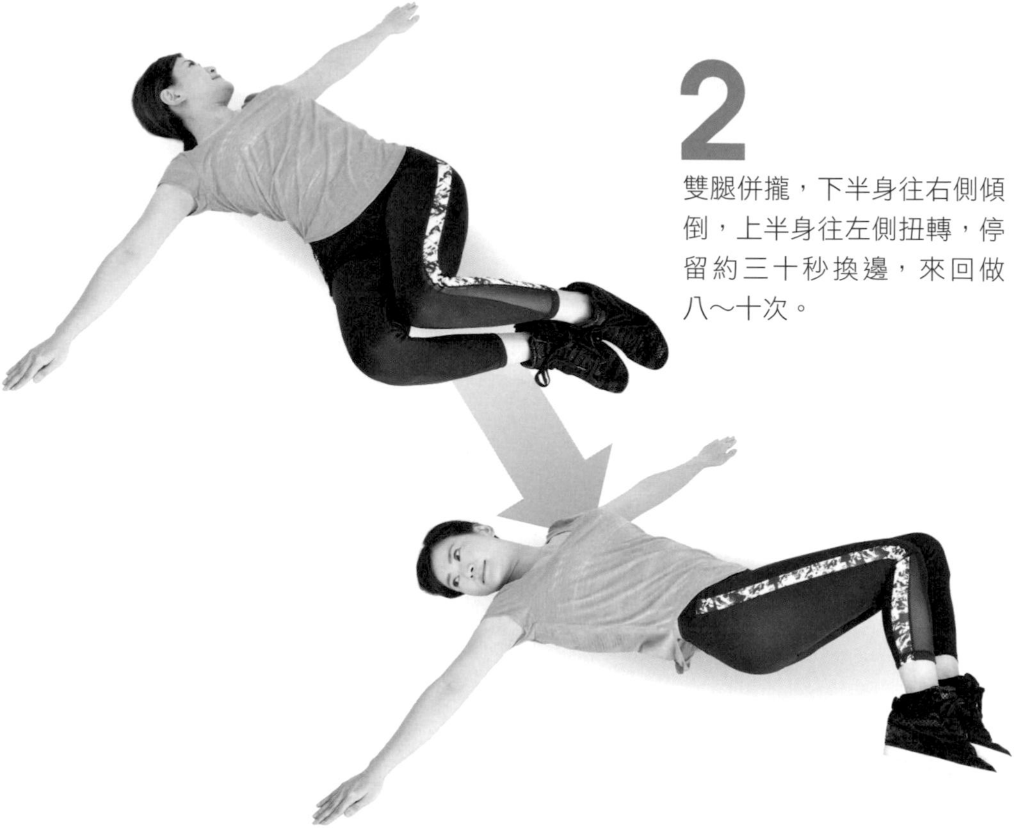

鍛鍊操 3

日常保健操

前伏伸展

• 難易度：★★　　• 有感部位：臀部、大腿外側、腰部、背部

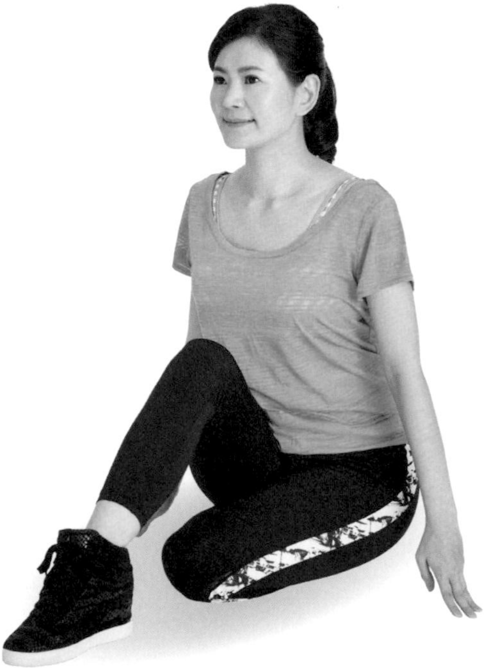

1

坐在地上，左腿彎曲，小腿平放地面，右腿膝蓋微彎，右腳底平放地面。

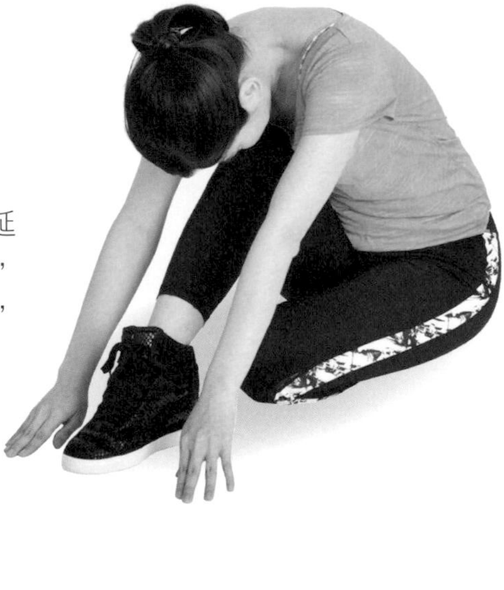

2

將身體重心往前傾斜，上半身往前延伸，雙手輕放地面，停留約三十秒後，慢慢將重心拉回坐正。接著雙腿換邊，來回做八～十次。

關鍵肌十

腹肌

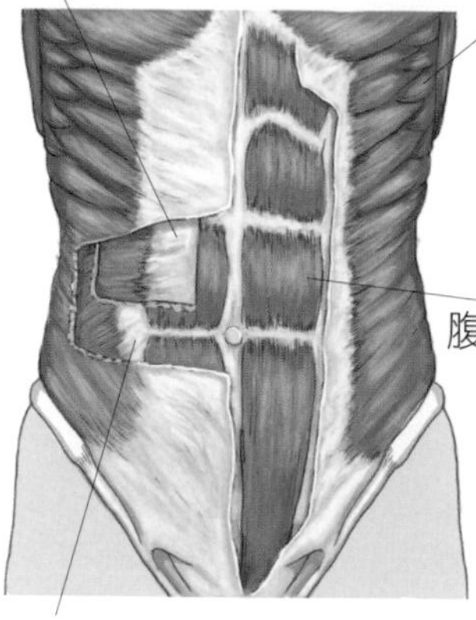

大家很熟悉的「腹肌」，其實細分起來是由四組肌肉結合而成的，包括「腹直肌」、「腹橫肌」、「腹外斜肌」、「腹內斜肌」。正是因為有幾組不同的肌肉、不同的形狀和排列方向，當腹肌被高度訓練後會形成多道線條，就是俗稱的「人魚線」和「馬甲線」。此外，腹肌是核心肌群的一部分，所以當腹肌力量不足時，會無法好好撐住上半身，進而引發許多體態與步態上的問題。

腹肌 ➜ 緊繃無力問題檢索

腹肌緊繃無力時可能造成的問題

步態體態改變	疼痛發炎症狀	常見代償表現
• 走路外八	• 下交叉症候群	• 膝蓋疼痛
• 小腹凸出	• 臀部疼痛	• 膝關節退化
• 駝背	• 背部僵硬	• 上交叉症候群
• 挺著肚子走路	• 腰椎退化	• 薦髂關節症候群
• 走路時晃來晃去	• 上背緊繃	• 髖關節疼痛
• 走路很重		• 大腿外側疼痛

鍛鍊操 1

日常保健操

直升機伸展

• 難易度：★　　• 有感部位：側腰、側身、大腿後側

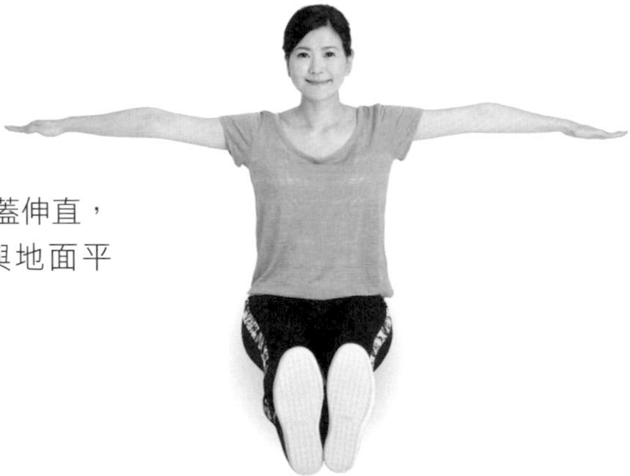

1 坐在地上，雙腿膝蓋伸直，手臂往兩側抬起與地面平行，手肘伸直。

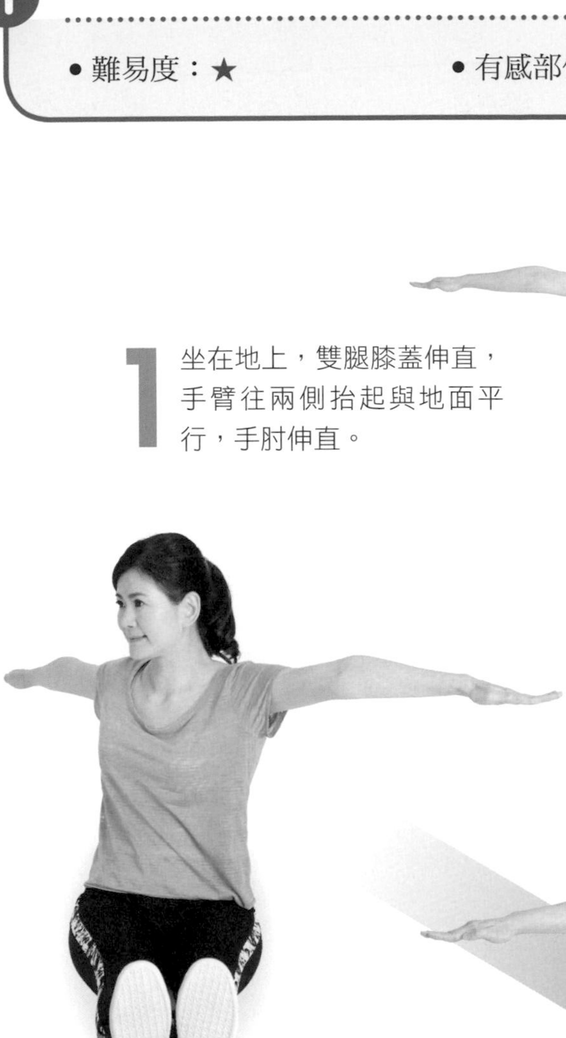

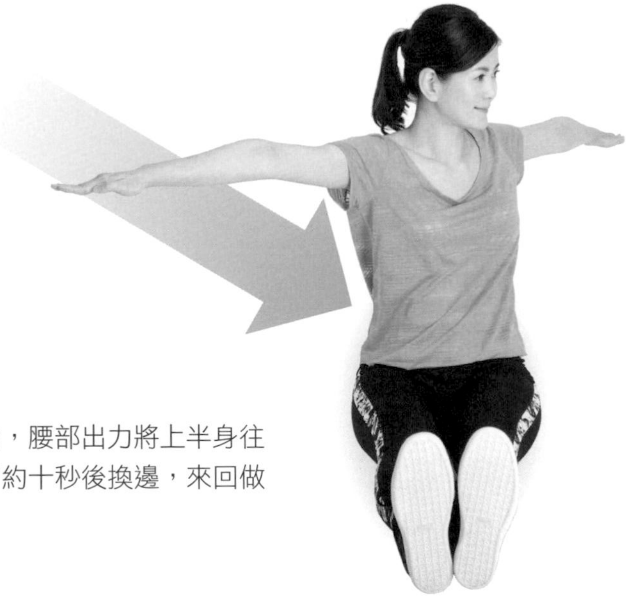

2 下半身維持不動，腰部出力將上半身往右側扭轉，停留約十秒後換邊，來回做八～十次。

日常保健操

V 型腹部運動

• 難易度：★★★ • 有感部位：臀部、背部

1 坐在地面上，雙腿彎曲，雙手十指交扣環繞膝蓋後側，腹部用力，讓小腿與地面平行。

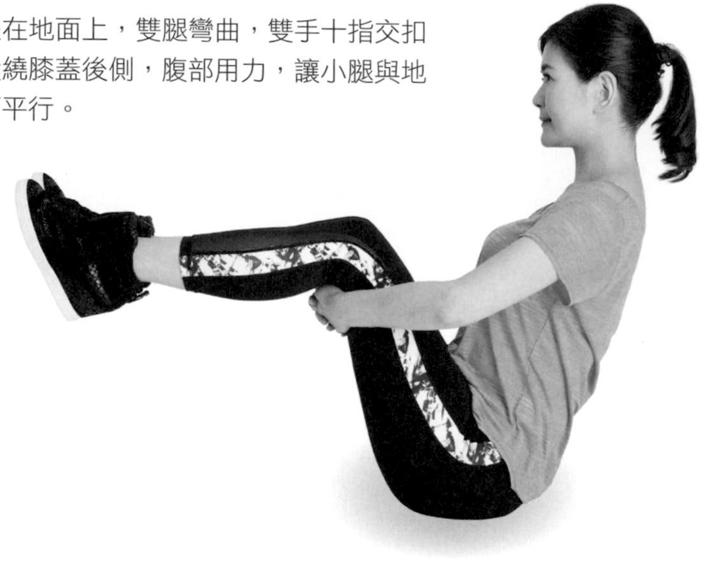

2 穩住姿勢後，雙手鬆開，手臂伸直，與小腿平行，停留約三十秒後慢慢將重心拉回放鬆，來回做八～十次。

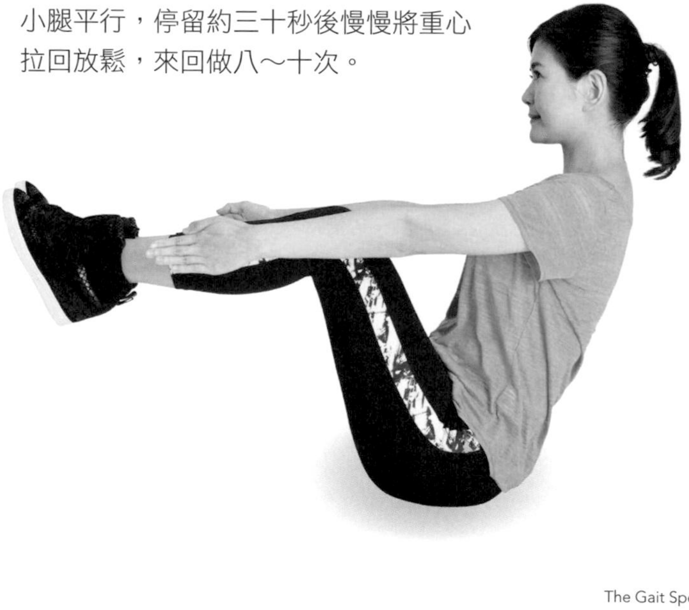

鍛鍊操 3

日常保健操

L 型腹肌強化

• 難易度：★★　• 有感部位：腹部、大腿

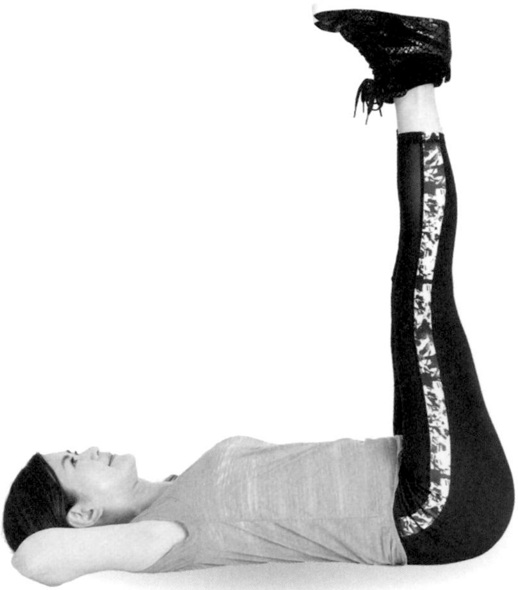

1 仰躺在地上，雙腿往天花板的方向延伸，雙膝打直。

Memo
注意要用肩部力量抬起上半身，不可用手硬推撐頸部。

2 下半身不動，雙手輕放在後腦杓，用腹部的力量將肩胛骨以上抬起離地，停留約五秒後放鬆，來回做十～二十次。

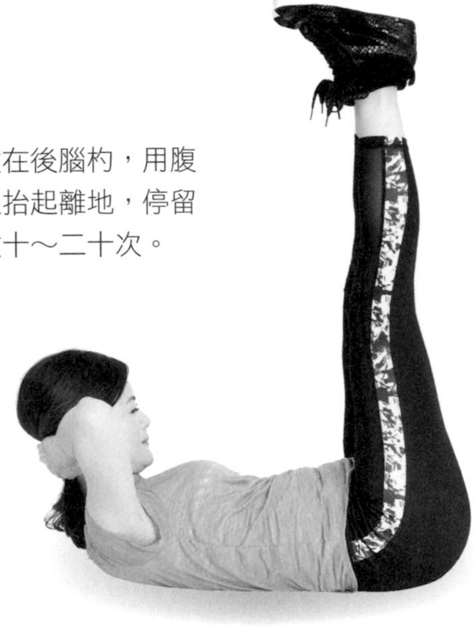

Q&A

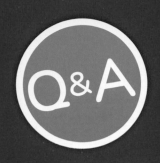

常見步態問題 Q&A

步態、腳疾、機能鞋的大眾迷思全解析

走路能「治病」，也可能「致病」
走路導致的身體不適該看哪一科？急救措施是什麼？
「好想穿高跟鞋」有護腳訣竅嗎？「機能鞋」究竟好在哪裡？
「矯正鞋墊」該怎麼使用才對？
銀髮族熱門的「倒退嚕」與「甩手走」其實很危險？
各種讀者最想知道的腿腳問題、
網路瘋傳的保健迷思都收錄其中，
由專業醫師為您正解詳答。

關於走路Q＆A

日行萬步，不如真正學會走路！

從小兒學步、大人健走、銀髮族的花式走路運動法，人生的每個階段都隱藏著走路的盲點與風險，再加上如果已經有膝蓋退化、長骨刺、骨質疏鬆、靜脈曲張或是脊椎、關節開過刀，又該如何運用技巧，避免情況惡化，繼續保有行動的活力呢？請仔細了解接下來的幾個問題與說明，相信必能幫助您一步步贏回健康。

Q 嬰幼兒坐螃蟹車學走路，會影響腿型嗎？

小朋友在一歲左右，當腿部的肌力發展足夠了，就會自行慢慢學習走路，不需要使用學步車或是特別的工具來協助，更不需要穿著特殊的鞋款。**嬰幼兒如果太早「穿鞋」或是坐乘「學步車」，反而會影響未來步態的發展**，造成孩子腿型與走路姿態不正確。所以，切勿操之過急。

Q 小朋友走路怪怪的，是否要趕快矯正以免錯過黃金期？

六歲之前的孩子，走路的步態和腿型會持續地改變。O型腿、X型腿、走路內八、走路外八等，都是步態發展中的常見過程，通常在六歲左右，步態發展成熟後，這些看起來「怪怪」的步態，就會逐漸自行改善。若孩子經常跌倒摔傷，或是走路時兩隻腳會互相撞到，關節有明顯的腫脹等，則需要尋求專業協助，判斷是否需要接受矯正治療。

基本上，非病理性的步態異常在六歲之前非常普遍，家長不用過度擔心。**如果足弓過於塌陷，或是走路內八太嚴重需要矯正，也可以先持續觀察，等到六歲後再決定矯正方式**。在六歲前矯正足弓，其實對孩子的發展沒有實質的幫助，倒不如**多讓孩子「赤腳走路」，使腳底的肌肉與神經有更多機會接受地面的刺激**，會更有助於孩子未來的步態發展！

Q 只要用對方法，光是走路就會瘦？

正確走路時，身體關節的負荷最低，也最能讓全身的大肌群適度用力。尤其學會在**走路時運用「核心肌群」的力量，略縮小腹、臀部內收**，更可有效訓練腹肌與臀肌，達到瘦身、緊實的目的。

Q 跑步能快速燃燒熱量，是否比走路更有運動效果？

有許多人認為，「跑步」與「走路」兩相比較，跑步應該能瘦得更快。的確，如果單就卡路里燃燒的數據來看，跑步確實可以燃燒較多的熱量；不過，如果將腿部各關節的負荷同時列入考量，**跑步時的關節壓力是走路的兩倍以上，跑步造成「運動傷害」的比例也遠遠大過於走路**。

所以，若從骨骼、關節、肌肉的保健來考量，**走路瘦身會優於跑步，而且只要用對方法，在走路時有意識地收縮核心肌群，不僅可以燃燒熱量，還能降低壞的膽固醇，預防心血管疾病和糖尿病，可說是好處多多的運動。**

至於，要走幾步路？走多快？就需要依照「個人的體適能狀態」循序漸進的來訓練，重點是要讓身體「用對的方式走路」，自然可以看到成果。

Q 跑步真的會傷害膝蓋關節嗎？

從事什麼活動都一樣，過與不及都不好。近年全民瘋路跑，有許多人平常不太運動，卻為了參加主題路跑，突然間大量而激烈地運動，其實對於骨骼、關節、肌肉並不是好事。

無論是跑步、爬山、騎自行車……**運動的強度必須符合自己的體能狀況**，強度太弱時達不到運動效果，就得花更多時間去鍛鍊；但是運動強度太強的話，則可能讓身體負荷過量，造成傷害。此外，**運動後務必要做「緩和伸展」**，讓肌肉在受到大量刺激後得以舒緩肌纖維。**運動過程中如果感到關節不適**，**就應該暫停**，避免使關節和肌肉過度負荷。

長期跑步若姿勢又不適當，「代償機制」可能不只讓膝關節受傷，連同踝關節、髖關節、脊椎關節等，都可能因協助受壓而造成傷害。所以，無論為了什麼理由想要大量跑步，或是參與某項運動，一定要先從適合的強度開始，循序漸進。如果發現身體在運動後有明顯的不適感，也可以從「健走」開始，等骨骼、關節、肌肉系統足夠強壯時，再來進行高強度的活動，以免對身體產生不必要的傷害。

Q 一邊走路一邊「甩手」更健康嗎？

最近幾年，注重養生的族群裡除了流行「路跑」，還流行「甩手」走路就是在走路的時候盡量把手甩得高高的，據說可以促進新陳代謝、改善痠痛，還可以預防駝背。這是真的嗎？

走路的時候，手臂本來就會自然地輕微擺動，擺幅大約不會超過三十度。如果是有意識刻意地甩手，擺幅超過三十度，並且是用力擺動，就要注意甩動的力道和方向了。我曾經遇過許多長輩，因為看到身邊的朋友都在甩手，所以也就跟著甩，結果甩到肩膀受傷、手肘錯位、手腕疼痛……這都是力道過於猛烈所造成的。

外出走路運動時，同時做一些簡易的肩關節活動無妨，重點是速度要放慢、角度要適中，避免用力甩動關節的動作，手臂的擺幅只要保持輕鬆、自在就行了。

Q「倒退走路」是有效的養生法嗎？

長輩圈裡除了「甩手」之外，還有一種也很火紅的養生法，就是「倒退走路」。這個方法是從日本流傳過來的，據說可以增加肌肉的協調性，有助於身體平衡，甚至可以燃燒更多熱量。真的有這麼好嗎？

倒退走路的確有一些好處，可以讓下肢肌肉使用的順序和力量有所改變。有研究發現：一週四次，一次十~十五分鐘倒退走路，四週後可以顯著提高大腿後側肌群的柔軟度。另一個實驗則是探究倒退走路和心跳速度的關連，結果發現：以同樣的速度往前走和倒退走，倒退走的心跳明顯比往前走來得快，對於心肺功能的訓練和瘦身效果也比較好。

一項為期六週的實驗也指出：倒退走路後，身體的脂肪量顯著減少，心肺功能也有增強的效果。而且這種走路方式，身體會需要更多的平衡，對於平衡感、本體感和思考能力的鍛鍊也有所助益。

不過，對於連「往前走」都不太穩、會搖搖晃晃的長輩朋友，我會特別叮嚀，做這項練習時一定要格外小心。畢竟倒退走的時候，看不到後方的情況和地面，一旦有任何障礙物或地面傾斜等，都無法即時反應，會增加一定程度的危險性。如果為了安全，身體大幅度地扭轉往後看，反而還會增加扭傷的風險。

練習倒退走時，最好有家人在旁陪伴，留意周遭的安全，要在平坦、寬

闊且熟悉的空間內進行。起初可以先採用往前走十步、倒退走十步的方法，慢慢有耐心地練習，從平整空曠的小空間開始，會是較安全的做法。

Q「倒退下樓梯」膝蓋好像比較不會痛？

醫學文獻上可以找到一些「倒退走路」有助於身體健康的研究；而「倒退著下樓梯」，目前尚未有實證醫學可以證明它的好處。

的確，有些長輩會因為下樓梯時膝蓋不舒服，而嘗試倒退著下樓梯，似乎可以暫時舒緩疼痛。但就安全來說，這是危險性相當高的動作，需要對樓梯的高度、深度、階梯數等非常熟悉，才能拿捏好正確的施力，而且一定要握著兩旁的扶手，以便在不平衡時能馬上站穩。

評估風險與優點之後，我還是不建議倒退著下樓梯，畢竟安全性要納入第一考量。以正常方式下樓梯若感覺不舒服時，可以放慢腳步，緩衝壓力。**平時要多加強鍛鍊「腹部」和「大腿」的肌力**，這才是最根本的幫助。

Q 我的腳底長了骨刺，為什麼不會痛？

身體長骨刺，代表關節壓力過大，導致骨質增生。有些骨刺會造成疼痛，有些則不會，關鍵在於骨刺是否碰觸或壓迫到人體會產生疼痛感的組織，例如：神經、韌帶、肌腱等。

腳底的骨刺，通常位於跟骨末梢的位置，這個部位為了避震，有「跟下滑囊」以及較厚的「脂肪墊」保護。除非這兩處受損發炎，或是骨刺碰到旁邊的肌腱，否則腳底骨刺導致疼痛的比例相當低，甚至有許多人腳底長了骨刺多年也不自知。

Q 如果一隻腳已經退化發炎了，上下樓梯該怎麼走？

上下樓梯對於膝蓋受傷的患者來說，是一項很煎熬的動作。如果已經感到疼痛，或是覺得無力、膝關節無法承受，我會建議**先踏出「不會痛的那隻腳」來穩定步伐和位置，同時要扶住旁邊的把手**，等身體都站穩了，再踏出「會痛的那隻腳」較為安全。

Q 我有骨質疏鬆，適合常走路嗎？

骨質疏鬆指的是身體的骨質密度變低，骨骼內部的空隙變多，所以會變得較為脆弱。當有大力撞擊或是身體內的壓力瞬間升高，例如：咳嗽或打噴嚏時，就容易壓迫骨骼而形成骨裂甚至骨折。

已經有骨質疏鬆的情況時，其實更需要「負重型的運動」，讓肌肉可以有效的收縮，骨骼可以得到適度的受力，骨細胞會變得更為活躍，減少鈣質的流失。

所謂「負重型的運動」，包括：健走、球類運動、慢跑、重量訓練等，都是很好的運動選項。如果**已經發現骨質疏鬆，除了負重型運動之外，補充鈣、鎂、維生素D也非常重要**。最好能夠「營養」和「運動」雙管齊下，才能減緩鈣質流失的速度。

Q 我的脊椎動過手術，是不是要盡量休息不要走太多路？

許多脊椎手術後的患者，會因為術後沒有讓肌肉恢復應有的力量，而後續產生更多的問題。**無論是胸椎、腰椎、髖關節、膝關節等部位的手術，在術後的三到六個月，一定要做適度的運動，加速周遭肌力的恢復**。

所以，術後是可以走路的，而且最好盡量避免長期臥床，久坐不動。如果真的擔心會造成傷口的惡化，也可以適度的使用護具，例如：護腰（俗稱「鐵衣」）、護膝等，在活動時有助於維持關節的穩定性。

要記得，在靜止的狀態下，像是**坐著或是躺著的時候，護具就要拿下來，讓身體的肌肉有活動和施力的機會**。若是長期穿戴護具，反而會讓肌力更迅速的流失，這一點需要特別留意。

Q 腿部有靜脈曲張，血管很明顯，多走路可以改善嗎？

腿部的靜脈曲張，情況輕微時會看得到血管的樣子，程度嚴重則會出現經常性的腿部痠麻，甚至造成皮膚潰爛。靜脈曲張的主要原因，與血液的回流能力有關，盡量讓腿部有良好的血液循環，可以減緩靜脈曲張惡化的速度。**避免久站、久坐、長期臥床，要適度的走動、騎腳踏車、做腿部運動，穿適度加壓的襪子也會有幫助**。不過，如果有明顯的不適感，或是血管很明顯的突出，建議還是要就診，尋求專業醫療的幫助。

關於鞋子Q＆A

你一定要懂的醫鞋知識

所謂健康鞋款的迷思與爭議，說穿了：「平底鞋」未必是護腳的萬靈丹，「高跟鞋」也並非完全不能穿，看似放鬆不壓迫的「涼鞋」、「夾腳拖」，其實很容易造成足部無法正確支撐和施力，而索價不菲的歐美運動鞋，版型通常不適合亞洲人的腳板……，究竟什麼樣的腳，該配什麼樣的鞋才正確？有哪些特殊鞋墊能幫忙調整步態和舒適度？我們趕快來一探究竟！

Q 如何挑選好穿又適合自己的鞋子？

學會了正確的步態，接下來要選一雙合腳又舒服的鞋子，讓你的步伐穩健、步態平衡、關節得以受到保護。市面上的鞋款琳瑯滿目，價格更是從幾百元到幾萬元都有，某些特殊材質、標榜機能型的鞋款，價格都會較為昂貴，但是，一雙鞋子的「價格」與「價值」不見得成正比。學會正確地挑選鞋子，不但可以穿得健康又舒適，還可以省荷包、少花冤枉錢！

一、**鞋體的上下結構**

首先，要先認識鞋子的構造，才能進一步了解如何選購一雙好鞋。鞋子的結構可以初步分成上下兩層：

- 上層「鞋身」：包覆住腳背的區塊，可細分為鞋頭、鞋身、護跟等部分。
- 下層「鞋底」：靠近地面的鞋底結構，主要包括外底、中底、後跟等部分。

鞋子的基本結構

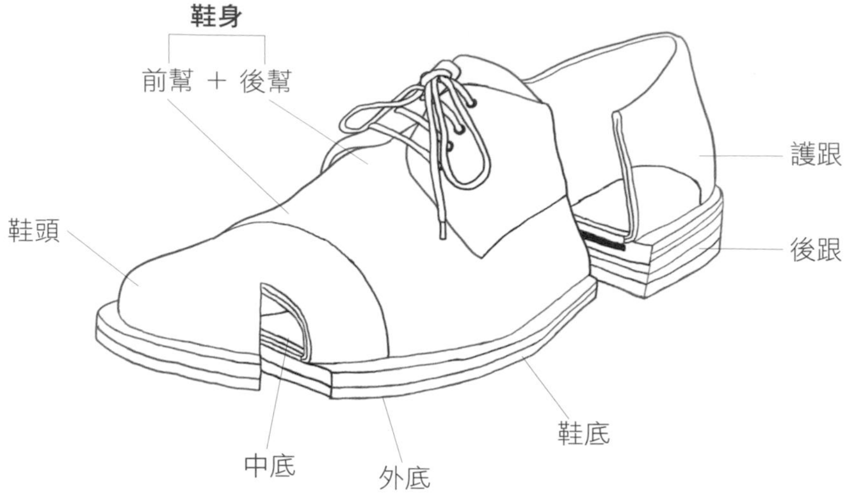

二、穩固腳部的設計

鞋子上層結構的功能，在於提供腳背舒適度，並且讓雙腳在鞋子當中能夠穩定，不會跑來跑去。鞋子本身固定腳部的設計，包括：鞋舌、鞋眼、鞋帶，或是用魔鬼氈方式來固定。

鞋子下層結構的功能，則是負責鞋底與地面、鞋底與足底之間的摩擦和避震，設計上更為多元，氣墊、高跟、防水等不同的目的性，都會納入鞋子下層的設計考量。

三、好鞋的五大品質指標

指標① 鞋頭↓不能壓迫到腳趾

我們在選擇鞋子的時候，上層的「鞋頭」是置放腳趾頭的空間，雖然正確走路時不會用到趾頭的力氣，但是**鞋頭有足夠的空間，對趾頭的健康與舒適還是很重要。**

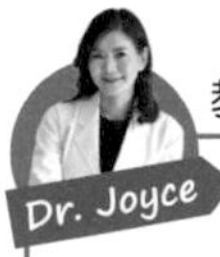

教你挑好鞋

楦頭空間要夠

雙腳穿進鞋子裡時，趾頭不能感到壓迫，試著「動動腳趾頭」，不會覺得太過於緊繃，才算是有足夠空間的鞋頭。

女性朋友常穿的「尖頭鞋」（也稱做「巫婆鞋」）就是鞋頭很窄的鞋款，穿著這類鞋款時，趾頭都會被往內壓迫，嚴重一點甚至會造成趾頭變形。有些人為了讓趾頭有空間，會買「大半號」的尖頭鞋想改善問題，但因為鞋長超過自己習慣的長度，再加上高跟，所以很容易絆倒，一定要特別注意。

指標② 鞋身→柔軟且能穩定腳背

鞋身貼近腳背的材質，最好能柔軟並且富有彈性。鞋身還可細分為「前幫」和「後幫」，分別是包覆「前足」和「中足」的鞋面。

「前幫」必須有足夠的空間，與下層前段的結構同時並稱為「楦頭」，包覆之餘，必須讓前足在推進時能有彈性。**選擇鞋子的時候，稍微折一下鞋底靠近趾頭約三分之一處，如果輕折時柔軟又有彈性，這雙鞋就能讓腳部比較舒服，試穿的時候要能感覺到推進的順暢。**

「後幫」是貼近中足的部位，這裡的結構要扎實，並且能夠保護雙腳。有一些淑女鞋的後幫太薄又太軟，走路的時候甚至會翻開，完全無法支撐和包覆雙腳。這一類的鞋子剛穿的時候也許很舒服，但是走久了之後腳底就會很痠！

指標③ 護跟→有韌性不易變形

「護跟」指的是鞋子最後方環扣住後腳跟的部位，功能是為了穩定後足跟，在往前踏步時腳

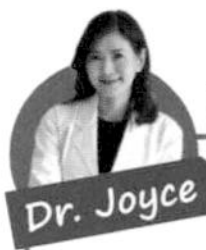

教你挑好鞋

Dr. Joyce

護跟要完整包覆

選擇日常穿著的鞋子時，護跟最好是選擇「材質較厚實」、可以「完整包覆後足跟」的鞋款。挑選時可以試著輕輕往前壓，具有一些韌性，不會直接被壓塌或扁下去的護跟才能保護雙腳。

才可以垂直往地面用力，減少足部扭傷的機會。如果是後方只有一條帶子的「涼鞋」，或是完全沒有護跟的「拖鞋」，都比較容易讓雙腳步伐不穩定，造成扭傷問題。有的鞋子在護跟的設計上只有下半截，沒有包覆整個後足跟，同樣也會降低走路時的穩定性。

通常，**運動用的鞋子會把護跟部位做得很扎實，相對較為穩固**，專用籃球鞋甚至會從護跟到後幫都做稍微高筒的設計，讓雙腳在跳躍後著地更為穩定，減少扭傷的風險。

指標④ 外底與中底→防水防滑、不可太薄

想選擇適合的鞋底，基本上要先看「厚度」和「材質」。現在許多運動鞋的鞋底都太薄，對於足部的保護不夠，容易讓下半身在運動或久走後產生疼痛。整個鞋子的底部，最好至少有一・五公分的厚度。

「外底」必須有防水和防滑的功能，尤其要注意鞋底的材質，若是活動用的休閒和運動鞋，必須有些許彈性，太軟或太硬都會讓腿部在受力時承擔更多壓力，久了就會影響步態。

「中底」指的是鞋底內層，同時也包括貼近足底的鞋面。**買鞋子的時候，最好選擇中底有些微凸起，可以充分支撐足弓的鞋款**，對足部會有比較完整的保

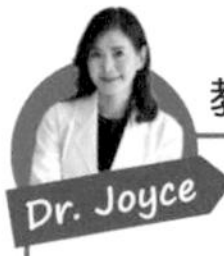

教你挑好鞋

試穿鞋多走走

買鞋試穿時，最好能兩腳都穿上，起身多走幾步路感覺看看，除了感覺鞋子是否舒適，也要目測觀察「後幫」是否足夠穩定、扎實，才不會在走路的時候向外翻開。

護。現在的市售鞋款還有許多特殊的功能設計，像是**使用吸震材質、符合足弓彎度、增加彈性等，多試穿走走看，確定舒適合腳再購買**。

指標⑤ 後跟→最佳高度二~三公分

「後跟」是大家對鞋子比較熟悉的部位，也就是鞋跟。這個部位通常會比外底和中底再稍微高一些，穿起來會比較舒服。同時，「後跟」是每一個步伐中第一個接觸地面的位置，通常在外側的磨損最為嚴重。

男性鞋款的後跟，最好至少有兩公分的厚度；而女性鞋款設計多元，後跟經常不是過扁就是過高，建議大約也要有兩~三公分厚。後跟超過三公分屬於「矮跟」，是許多上班族工作時慣穿的鞋型，超過五公分以上就是「高跟鞋」了。

Q 鞋子穿多久就該更換了？

鞋子到底穿多久就該換了？一年？還是兩年？

其實，換鞋的「時間」沒有一定，有許多因素必須加入考量，例如：穿鞋的頻率、鞋子本身的材質與

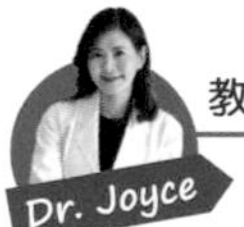

教你挑好鞋

鞋底要有一定的厚度

市售機能鞋款琳瑯滿目，辨識品質最準確的方式就是「先試穿」，才能真正確認其舒適度。鞋子的「外底」到「中底」這一段材質一定要軟硬適中，厚度至少一 ・ 五公分到兩公分，對足弓有適當的支撐作用，穿起來才會比較舒服。

款式等。不過，當一些「警訊」出現時，就表示應該換雙新鞋了，這樣才不會影響到步態與健康：

該換鞋了！警訊① 護跟變得太軟

「護跟」變得太軟，甚至已經被壓扁了，鞋子就該換了！前面提過，護跟是用來穩固腳踝的，有些人穿鞋時會踩到護跟，久了之後，這個保護構造就變得太軟而失去應有的支撐性，穿著走路時就容易扭到腳。有時不見得會有明顯的扭傷，但踝關節周邊若出現了腫脹或按壓疼痛的現象，可能就是因為穿了護跟太軟的鞋子所導致的。

該換鞋了！警訊② 鞋面開始龜裂

如果是**環保材質的鞋子，當鞋面或鞋身開始龜裂的時候，建議應該要更換了。**環保材質的鞋款壽命通常是一～二年，接著就會陸續出現龜裂。有些人認為龜裂只在表面，不影響鞋子本身，但通常這類型的鞋款外表一旦開始受損，支撐性也會變得很薄弱，鞋底甚至會有肉眼看不清楚的裂痕，這時就務必要汰換掉。

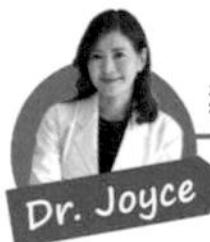

教你挑好鞋

Dr. Joyce

高跟鞋只能「短打」

偶而出席一些特定的場合時，穿一下高跟鞋無妨，但平常還是盡量不要長期穿著「後跟過高」或「前高後也高」的鞋款，否則久而久之對骨盆、腰椎、小腿、腳趾等部位，都會帶來嚴重的傷害，不可不慎！

該換鞋了！

警訊③ 後跟明顯磨損

經常穿著的布鞋、皮鞋、運動鞋等，**後跟明顯磨損後，也應該要換掉**。踏步時，足跟需要平穩著地，才能夠扎實地推進。如果後跟已經被磨掉一側，步伐上就會不穩，為了穩定步伐，身體自然會用其他部位來協助平衡，這就會造成某些部位肌肉緊繃，使走路變得吃力。

該換鞋了！

警訊④ 穿起來不舒服

當鞋子穿起來變得不舒服，就是該換了！**無論是新鞋或舊鞋，穿到會磨腳、起水泡、腳趾紅腫，或是造成小腿、膝蓋等處的疼痛，都代表這雙鞋不適合你**。我經常看到女性朋友，為了防止鞋子磨腳，在腳上到處貼OK繃，其實，這就表示在購買試穿時，你忽略了鞋子穿起來的不適感，或是鞋子已經穿太久，產生了功能上的損耗，是時候該汰換了！

Q 如何挑選高跟鞋，才能兼顧美觀和健康？

女性選擇高跟鞋的時候，對於穿起來「好看」與否，通常遠比是不是「健康」更為在意。換句話說，通常穿起來舒服、健康的高跟鞋，設計上都不會太時尚，如何在美麗與健康之間取得平衡，一定要學會把握幾個重點：

一、注意鞋跟高度

一般五公分以上的鞋跟，就屬於「高跟鞋」。有些表演、走秀等特殊情況穿著的高跟鞋，甚至高到二十公分！**平常若偶而需要穿著高跟鞋，建議鞋跟盡量維持在十公分以內**，超過這個高度的鞋子，無論如何都會對足部帶來傷害，嚴重時，甚至會導致足底蹠骨的壓迫性骨折。

有些鞋款會做比較高的「防水台」，或採用「楔型鞋」設計，讓整雙鞋子的鞋底都有一定的高度，這一類型的鞋款，會影響足部對於地面情況的敏銳度，雖然可以減少踝關節被延展的角度，但在走路時，踝關節應有的活動度還是會被改變，甚至為了平衡重心，而讓前足先著地，勢必會影響正常的步態循環。

二、縮短穿高跟鞋的時間

穿高跟鞋的時間能少就盡量少。高跟鞋不僅會造成前足的壓力，進而形成拇趾外翻、蹠骨骨折，也容易因受力不均而扭傷踝關節，或是重心失衡造成骨盆前傾。**如果因工作需要或出席特殊場合而非穿不可，不妨將要穿的高跟鞋帶到會場，屆時再換上，以減少穿著高跟鞋站立和走動的時間**。一旦工作結束後，要盡早換回舒服的鞋子，以免讓雙腳過於痠痛。喜歡穿高跟鞋的女性朋友，偶一為之無妨，但是盡量不要穿太久。

鞋跟與腓腸肌的關係

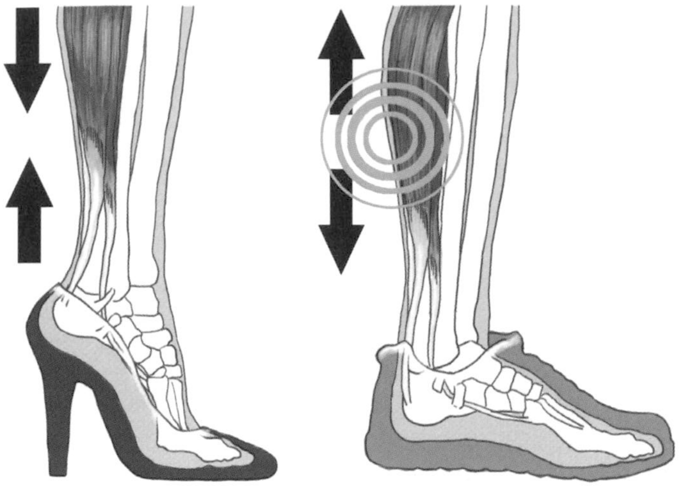

● **鞋跟與肌肉反應：**長期穿高跟鞋，會使得小腿腓腸肌失去彈性；當改穿平底鞋時，肌肉被強迫拉開，因此會產生疼痛。

三、**選對鞋跟材質與粗細**

細跟高跟鞋總是流露出一股性感的魅力，但就健康的角度來看，**「粗跟的高跟鞋」要比細跟來得好，平衡度和穩定度都較高；材質上，底面帶有橡膠墊，具有止滑和些微緩衝的效果**，比單純的塑料或木質好一些。除了跟底要防滑，整個鞋底最好也有大面積的防滑設計，走起來比較穩定、安全。

Q 為什麼我穿高跟鞋覺得比較舒服，穿平底鞋腳反面比較痛？

如果妳已經是「非高跟鞋不可」的朋友，表示妳的「腓腸肌」已經變短了！

許多女明星、模特兒、美髮師或是空姐，都會覺得穿高跟鞋和平底鞋相較之下，反而是高跟鞋比較舒服。這是因為長時間以來，穿高跟鞋使得足跟長年被墊高，小腿的腓腸肌記憶了這個「縮短」的習慣，失去了應有的彈性。當改換成平底鞋時，肌肉被強迫拉開延長，因此就會產生疼痛。

當身體只能夠穿「某一種鞋款」才覺得舒服時，都代表著身體有隱性的問題正在發生。已經有這類型的問題時，記得要**多做肌肉伸展運動**，恢復肌肉的彈性，問題自然可以慢慢被解決。

Q 我平常沒穿高跟鞋，為何還會經常腳底痛，而且有很明顯的「蘿蔔腿」？

大家比較熟悉高跟鞋對身體的傷害，以為平底鞋絕對比較健康？那可不一定！

當平底鞋的底太薄、太扁、太硬時，都無法提供足夠的保護，同樣會讓腳很容易產生疼痛。我們身體的重量，在站立、走路及跑步時，最後都是由足底來承受，如果鞋底太薄、太扁或是太硬，足底得不到支撐和緩衝，甚至要花費更大的力氣來推進，就會疼痛不已。

尤其是在足跟、趾頭和足弓處，會需要承受較大的壓力，而當這些部位的受力超過負荷時，身體就會由小腿及膝蓋來代償，也因此，有許多長年只穿平底鞋的族群，還是有著硬邦邦的蘿蔔腿，也會經常有足底筋膜疼痛的問題，這都是因為不適合的鞋款造成的。

Q 買大一點的鞋子給小朋友，可以穿比較久？

小朋友的衣服可以買大一號慢慢穿，但**鞋子就一定要買合腳的尺碼喔！**穿著太大的鞋子，會讓小朋友對地面和鞋底的距離產生誤差，一旦習慣了這樣的誤差感，除了造成步態的偏差，雙腳也會習慣抬得過高，腳趾頭負荷會變得較大，從外觀看起來的走路模樣就很奇怪。

我曾經看過一個上小學的孩子，不只鞋子大一號，連鞋帶也不綁緊，就是要這樣鬆鬆的他才覺得舒服，也因此養成了晃來晃去的走路習慣。雙腳在鞋子裡跑來跑去，自然沒辦法好好穩定地走路。

所以，如果發現孩子走路怪怪的，或是不喜歡穿鞋，每次一抵達目的地就馬上脫掉鞋子，或是脫下鞋子後會不自覺地摸自己的腳，都可能是穿了不合腳的鞋會出現的反應，這時就要特別注意！

Q 「氣墊鞋」等於「健康鞋」嗎？

近年來氣墊鞋非常盛行，所有鞋款都可能加上「氣墊」，而這樣的鞋款，就真的比較「健康」嗎？氣墊雖然能在走路時提供腳底與地面之間的緩衝，但彈性過於豐富或氣墊太厚的話，反而會讓緩衝力往上延伸，造成膝關節的疼痛。

每個人對氣墊彈性的感受都不同，**購買氣墊鞋時，務必要現場試穿，感受一下氣墊的彈性。彈性適中的氣墊鞋，穿起來腳底會有被支撐的舒適感**；如果彈性太好，可能走路時會有「彈跳」的感覺，鞋底像裝了「彈簧」一樣，在走久了之後，會讓膝關節產生過大的負荷，進而造成關節疼痛。

此外，氣墊鞋因為鞋底偏厚，有時候氣墊損壞從外觀不太容易察覺。我曾經遇過一個案例，他在穿上氣墊鞋時，沒有注意到單邊的氣墊被壓壞了，結果走了一天之後，氣墊「沒有壞掉」的那一側膝蓋當晚疼痛不已，檢查鞋子老半天，後來才發現，原來是兩邊鞋底的緩衝力差太多，有氣墊那一側的彈性，反而造成膝關節不斷地承受力量。

所以，提醒大家每次在穿鞋時，要先留意一下鞋子本身的狀態，**不要挑選氣墊太有彈性的鞋款，適度就好**。

Q 穿「仿赤腳鞋」跑步比較好嗎？

路跑活動的盛行帶動了許多商機，跑步的配備、服裝、鞋款等琳琅滿目，選擇眾多。其中，「仿赤腳」的鞋款也曾經引起一陣熱潮，究竟，跑步時穿著「仿赤腳鞋」適不適合呢？

所謂「仿赤腳鞋」，是指整雙鞋的設計樣式就像五指襪一般，在底部使用薄而柔軟的材質，讓跑者感覺像是赤腳在跑步。最初設計出這個鞋款的公司，曾經標榜仿赤腳對身體的好處，包括：可以更深入鍛鍊平時鍛鍊不到的腿部小肌群，讓腳底的本體感更敏銳，減少足部傷害等。不過，二〇一四年時，這些宣傳標榜被美國法院徹底推翻，認為這些優點並沒有科學根據，這間公司甚至需要付出鉅額的賠償金。

從力學的角度來看，「仿赤腳」走路或跑步，的確可以讓足弓得到更多刺激，讓足底的神經與肌肉獲得更多鍛鍊，而且因為仿赤腳鞋非常輕巧，也能在比賽時省下一些能量。不過，**因為鞋底很薄，這種鞋對足部的保護非常有限，扭到腳、踩到尖銳物受傷的機率大幅提高**，甚至因為支撐不足，讓小腿和大腿的肌肉過度使用，產生疼痛和傷害的案例層出不窮。因此，許多人最後還是回頭選穿普遍的跑步鞋，跑起來舒服又安全。

我認為，**穿著不同類型的鞋款交替著跑步**，**可以更全面地鍛鍊不同的肌群**。若以這個角度出發，偶而穿著仿赤腳鞋跑步，倒也不是一件壞事。**但一定要注意跑步的環境，必須是安全無虞的場地才行**。如果是在馬路上跑步，或是參加比賽時，就需要選穿適合的跑步鞋，扎實、穩固地保護雙腳，才是比較安全的選擇。

Q 什麼樣的鞋墊，才能舒緩足部的不適？

很多人都有足部不適的問題，所以市面上有各種不同材質、設計、價位的鞋墊，標榜能有效改善足部方面的困擾。最普遍的應該是藥妝店就買得到的「矽膠型鞋墊」，而百貨公司的專櫃、醫院裡的醫療器材店，也可以看到各式各樣的「功能型鞋墊」。因為材質和設計的差異，鞋墊的價格落差極大，選擇標榜機能或矯正型的鞋墊時，一定要注意一些細節，才不會沒效果又多花冤枉錢：

一、**矽膠材質↓舒適但無支撐性**

矽膠材質通常都是扁形、柔軟、富有些許彈性，穿起來腳底就像是有一層軟墊。**這類型的鞋墊多半是以舒適為目的，讓腳底能感覺好些，但不具支撐與矯正的效果**，只能算是暫時的舒緩工具。

二、**高密度泡棉↓個人化訂製才有效果**

高密度泡棉不算太硬，做出來的鞋墊舒適度滿高的，加上富有彈性，很多小朋友穿的鞋墊都使用這樣的材質。這類型的鞋墊有幾個問題需要注意：

1. **廠鞋規格**：通常要搭配廠商賣的鞋子才可以用。
2. **訂製才有效**：一般隨鞋出廠的鞋墊，在足弓的支撐多半未按照不同的足型來設計，所以走路「外八」和「內八」的小朋友，可能穿的都是同一種鞋墊。也因為如此，有些小朋友穿了矯正效果很好，有些則似乎沒什麼作用。

這種材質因為沒有那麼堅硬，小朋友比較能接受。如果孩子有矯正需求，家長選擇時還是要問清楚鞋墊的功用，或採取訂製的方式。

三、一般鞋墊↓只以尺寸區分無舒緩功能

如果是市面上常見以尺寸區分、材質偏硬的一般鞋墊，就比較不建議大家選用了。因為每個人的足弓高低、步態呈現和骨盆位置等，都會影響走路時足部受力的分布。材質較硬的鞋墊，缺乏緩衝的彈性和足弓的支撐力，更未考量個人步態和健康等因素的差異，對於矯正或舒緩通常都不適用，甚至會帶來二度傷害。

四、醫療型矯正鞋墊↓客製化改善腿型與步態

根據個人條件客製化的鞋墊，價格最高，但比較能夠發揮矯正和減壓的功能。因為多半採用半硬式材質，若再加上優良的設計，即可兼具矯正與舒適功能。步態有問題，或是想要改善腿型的人，這種客製化鞋墊會是不錯的選擇。我們可以把「矯正型鞋墊」想成就如眼鏡或牙套一般，需要依照每個人的不同情況進行調整，才能發揮個別矯正的功效。

檢測結果

A. 綠燈步態30分以內

恭喜你！步態很正確喔！只有偶而零星的不舒服，想必是很注重身體姿勢的人，要繼續保持下去唷！

B. 黃燈步態31～55分

小心！你的步態已經不及格囉！雖然現在你沒什麼感覺，可是身體的歪斜正在悄悄地進行呢！是不是覺得過去偶發性的疼痛愈來愈難好、體力愈來愈差了呢？快把壞習慣改掉，一起來做肌群保健操，相信很快就會看到身體的改變喔！

C. 橘燈步態56～75分

身體已經在抗議了！是不是除了痠痛之外，還覺得身材開始走樣、老態愈來愈明顯，不舒服的問題總是看不好呢？這個階段的你，身體疼痛的部位會明顯變多，這是因為「代償機制」的關係。只要在問題擴大前做好防範措施，還是可以避免惡化的速度唷！

D. 紅燈步態76分以上

糟糕！錯誤的步態，已經讓身體各處的關節都產生了疼痛，而且你的肌力不足，柔軟度也不夠，甚至關節已經開始磨損了。現階段，我們需要破壞身體目前的慣性，改掉過去的壞習慣，重新培養新的「肌肉記憶」，雖然改善疼痛及步態會花點時間，但是只要願意，就一定會看到變化的喔，加油！

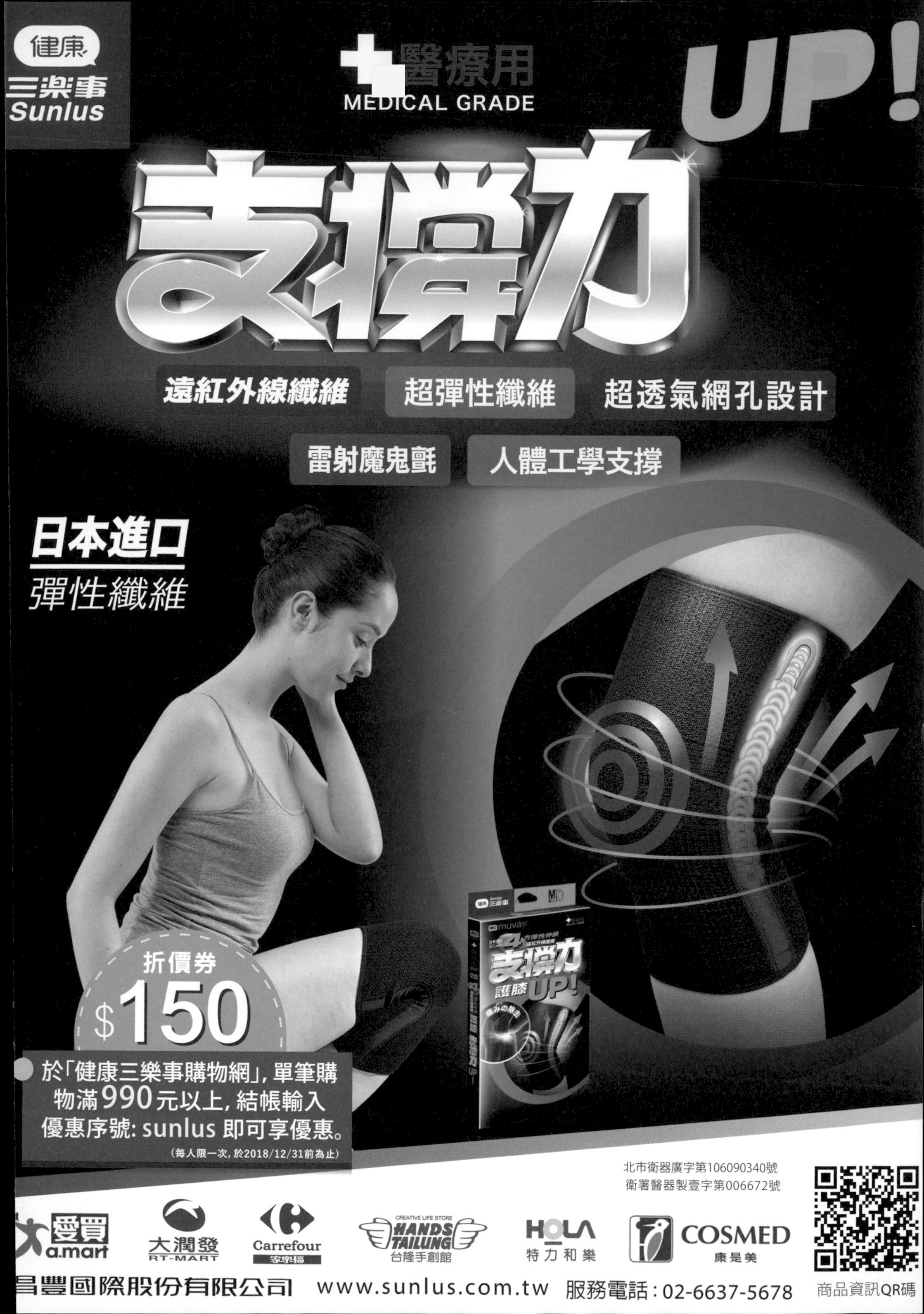

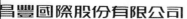

健康
三樂事
Sunlus
醫療用
MEDICAL GRADE
UP!
支撐力
遠紅外線纖維
超彈性纖維
超透氣網孔設計
雷射魔鬼氈
人體工學支撐
日本進口
彈性纖維
支撐力
護膝UP!
折價券
$150
於「健康三樂事購物網」，單筆購物滿990元以上，結帳輸入優惠序號：sunlus 即可享優惠。
(每人限一次，於2018/12/31前為止)
北市衛器廣字第106090340號
衛署醫器製壹字第006672號
愛買 a.mart
大潤發 RT-MART
Carrefour 家樂福
CREATIVE LIFE STORE HANDS TAILUNG 台隆手創館
HOLA 特力和樂
COSMED 康是美
昌豐國際股份有限公司
www.sunlus.com.tw
服務電話：02-6637-5678
商品資訊QR碼

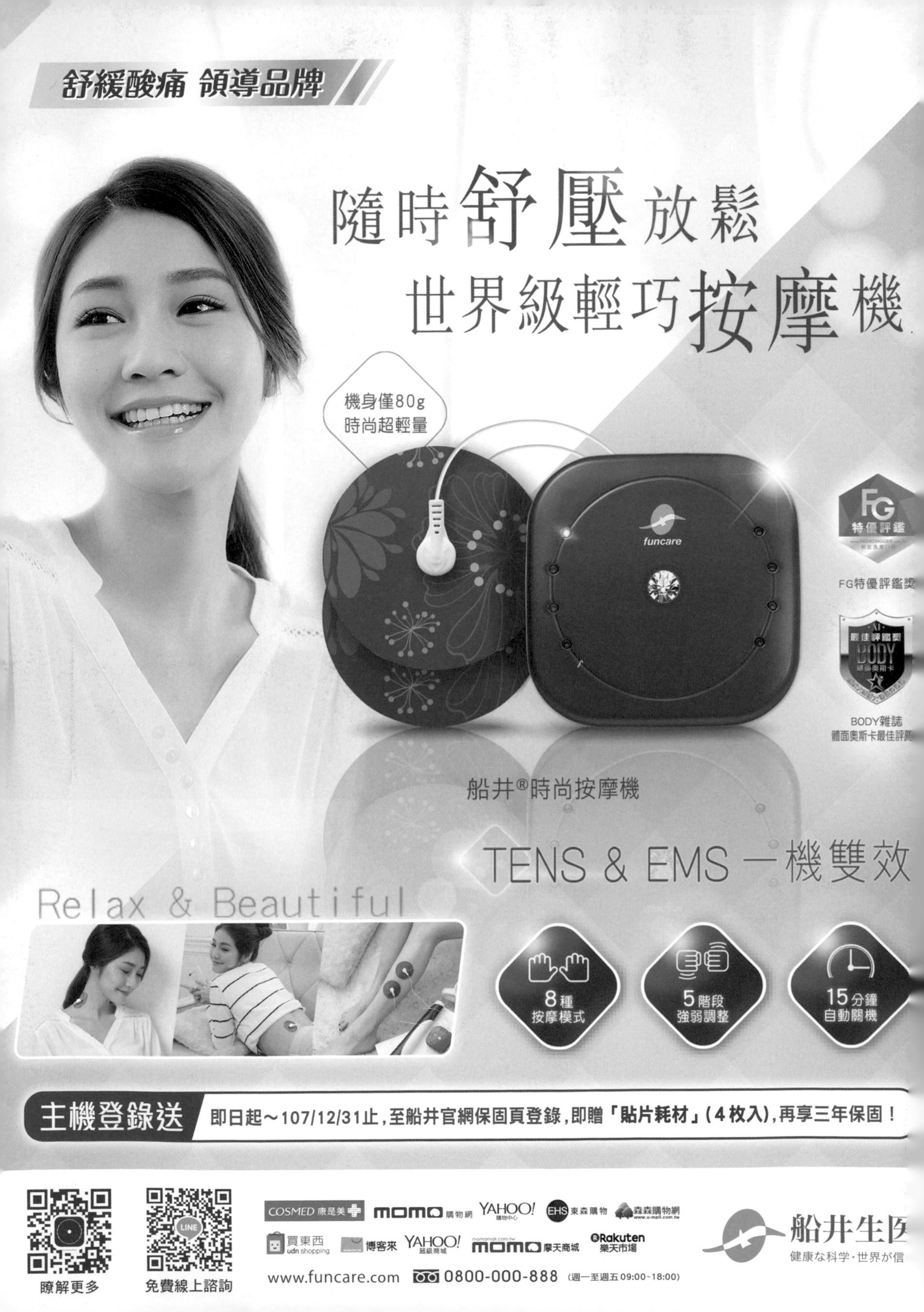
舒緩酸痛 領導品牌
隨時舒壓放鬆
世界級輕巧按摩機
機身僅80g
時尚超輕量
funcare
FG特優評鑑獎
BODY雜誌
船井®時尚按摩機
TENS & EMS 一機雙效
Relax & Beautiful
8種 按摩模式
5階段 強弱調整
15分鐘 自動關機
主機登錄送
即日起～107/12/31止，至船井官網保固頁登錄，即贈「貼片耗材」（4枚入），再享三年保固！
瞭解更多
免費線上諮詢
COSMED 康是美
momo 購物網
YAHOO! 購物中心
EHS 東森購物
森森購物網
買東西 udn shopping
博客來
YAHOO! 超級商城
momo 摩天商城
Rakuten 樂天市場
www.funcare.com 0800-000-888 (週一至週五 09:00~18:00)

國家圖書館出版品預行編目(CIP)資料

從步態看健康：走對了，痠痛 bye bye, 身材回正！/ 黃如玉著 . -- 初版 . -- 新北市：方舟文化出版：遠足文化發行，2018.04　面；　公分 . -- (名醫圖解；18)
ISBN 978-986-95815-5-4(平裝)
1. 健康法
411.1　　　107003860

名醫圖解 0018

從步態看健康

走對了，痠痛 bye bye，身材回正！

作　　者｜黃如玉
插畫繪製｜林政賢
封面設計｜比比司設計工作室
內頁設計｜黃鈺涵
製作協力｜李靜雯
特約主編｜唐　芩
社內主編｜林潔欣
社內編輯｜陳嬿守
總 編 輯｜林淑雯
社　　長｜郭重興
發行人兼出版總監｜曾大福
出 版 者｜方舟文化出版/遠足文化事業股份有限公司
發　　行｜遠足文化事業股份有限公司
231 新北市新店區民權路 108-2 號 9 樓
電話：(02)2218-1417．傳真：(02)2218-8057
劃撥帳號：19504465 ．戶名：遠足文化事業有限公司
客服專線：0800-221-029
E-MAIL：service@bookrep.com.tw
網站：www.bookrep.com.tw
印　　製｜通南彩印股份有限公司 電話：(02)2221-3532
法律顧問｜華洋法律事務所　蘇文生律師
定　　價｜390 元
初版四刷｜ 2020 年 2 月

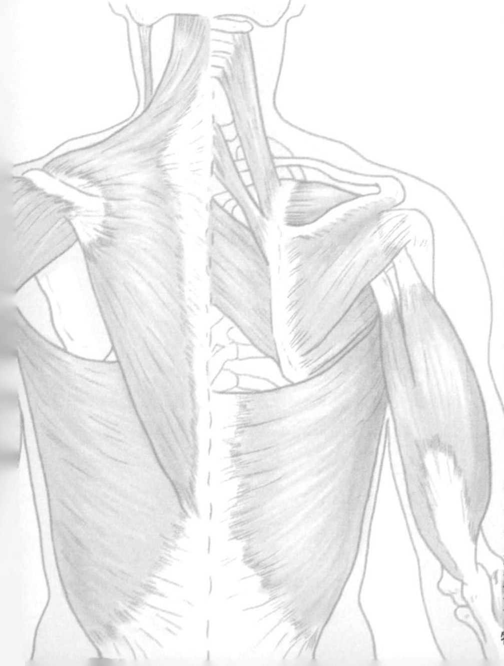

行銷協力
一方青出版國際有限公司
電話：(02)-2392-7742
地址：台北市大安區青田街2巷18號1樓
E-mail：greenfans95558@gmail.com
FB網址：www.facebook.com/greenfans558

● 讀者意見回函

謝謝您購買此書。為加強對讀者的服務，請您撥冗詳細填寫本卡各資料欄，我們將會針對您給的意見加以改進，不定期提供您最新的出版訊息與優惠活動。您的支持與鼓勵，將使我們更加努力，製作更符合讀者期待的好版品。

● 讀者資料請清楚填寫您的資料以方便我們寄書訊給您

姓　名：＿＿＿＿＿＿＿＿　姓別：☐ 男　☐ 女　年齡：

地　址：＿＿＿＿＿＿＿＿＿＿＿＿＿＿＿＿

E-mail ：＿＿＿＿＿＿＿＿＿＿＿＿＿＿＿＿

電　話：＿＿＿＿＿＿　手機：＿＿＿＿＿＿　傳真：＿＿＿＿＿＿

職　業：☐ 1. 學生　☐ 2. 製造業　☐ 3. 金融業　☐ 4. 資訊業

☐ 5. 銷售業　☐ 6. 大眾傳播　☐ 7. 自由業　☐ 8. 服務業

☐ 9. 軍公教　☐ 10. 醫療保健　☐ 11. 旅遊業　☐ 12. 其他

購書店：＿＿＿＿＿＿＿＿＿＿＿＿＿＿＿＿

《從步態看健康——走對了，痠痛bye bye，身材回正!》購書抽獎活動

Ⓐ 參加辦法

購買本書，填妥本讀者回函卡資料，寄回方舟文化出版，即可參加抽獎。

贈品 /【船井®時尚按摩機】，共抽出 5 名。

產品說明：

◆榮獲國家品牌玉山獎、日本野口醫學研究所金獎肯定
◆TENS＋EMS一機雙效，一次擁有舒緩疲勞＋鍛鍊肌肉兩種功效
◆內建八種按摩模式、5階段強弱調整、15分鐘自動關機
◆隨時隨地享受真人手感、深層按摩，肩、頸、腰、腿各部位皆適用
◆各種身體痠痛、運動後肌肉不適皆適用
　原價：NT6800；售價：NT2480

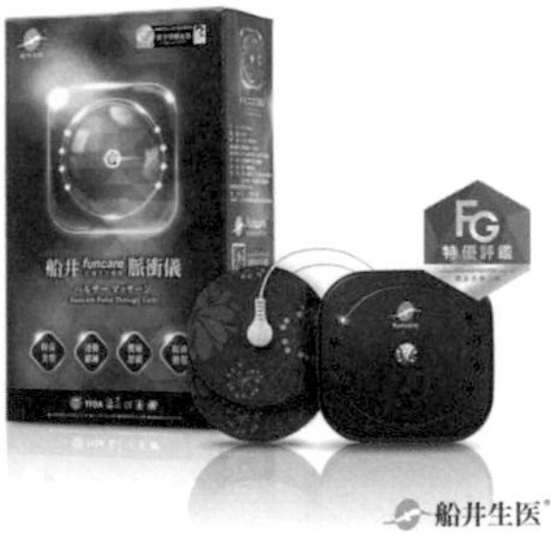

規格說明：

型號：AK3-20
尺寸：本體：70×69×44mm/傳導貼片：54×54mm
重量：約80g
產地：台灣
保固期：二年(登錄序號，保固期可延長為三年)
附屬品：傳導貼片2片、測試用3V CR2032電池1顆、使用說明書1本、簡易操作說明1張、專用收納盒1個。

Ⓑ 活動日期

即日起至2018年5月31日止，郵戳為憑。

Ⓒ 幸運公佈日

2018年6月20日公布於方舟文化FB https://www.facebook.com/arkplan2010/
完整詳盡的活動訊息及公布、兑獎方式，請見方舟文化FB，一起來參加吧！

廣 告 回 函
臺灣北區郵政管理局登記證
第 1 4 4 3 7 號
免 貼 郵 票

沿虛線剪下

23141
新北市新店區民權路108-2號9樓
遠足文化事業股份有限公司 收

讀書共和國
BOOK REPUBLIC www.bookrep.com.tw

請沿線對折裝訂

方舟出版

名醫圖解 0018

從步態看健康

走對了，痠痛 bye bye，身材回正！